整理出版具有特色的古今著作和地方药志。国家药典也开始收载中药和中成药,并逐步制定系统的成套质量控制标准。新中国成立后出现的学术著作和工具书很多,有代表性如《中药志》《中国药典》《中药大辞典》等,还有各省(自治区、直辖市)的地方药志。同时也取得了不少科研进展,在基本理论方面,对中药性味归经与其化学成分和药理作用关系进行了研究,探讨了归经与现代医学受体学说的联系。在中药炮制加工方面,做了大量实验研究,取得了一定成果。

1.1.2 西药学

19世纪50年代,西方各国传教士和医生来我国,先后在澳门、广州等地设立诊所、开办医院,出售西药,这就是西医、西药传入我国的开端。随后外商又在上海、广州等大城市设立药房、办药行。国人经营与制造西药始于19世纪90年代,到1936年,上海、天津、湖北、河南等地已有大小药房1300多家,这些西药房所售之药,几乎全部由国外进口。新中国成立后,药学事业得到长足发展。经过短短几年的努力,一向依赖国外进口的药品,如磺胺类、青霉素等已能自给有余,且有出口。截至2018年10月底,我国医药制造企业达7556家,利润总额达2553.9亿元。

1.2 世界药学发展简史

(1)文艺复兴前期。

原始时代由于文化不发达,不可能有单独记载药学知识的专著。因此把现存用文字记载药物治疗的书称为古典药书,如中国的《诗经》《山海经》,埃及的《伊伯氏纸草本》(Ebers papyrus),印度的《吠陀经》(Veda),巴比伦与亚述的有关碑文也可列入药学文献中,因其中记录了最早的药学知识。《伊伯氏纸草本》中记载药700余种。

在古罗马时期,古罗马人全盘继承了古希腊的医药成果,并在此基础上有所发展,成为整个西方医药发展中的一个重要组成部分。

公元40—90年,古罗马历史上出现了第一位药物学家——底奥斯考里德(Dioscoriaes)。他是一名外科军医,有机会随军队转战世界各个地区,他广泛收集药物资料,于公元77年写成《药物学》专著。书中记载的药物数量相当可观,达900余种。

公元200年左右,古罗马出现了一名杰出的医学家盖仑(Galen),与我国医圣张仲景同时代,他有许多著作,现存80余种,对后世药学发展影响很大。尤其对植物制剂技术做出了巨大贡献。后人为纪念他,仍把用浸出方法生产出的药剂称为盖仑制剂。由于其创造性的研究工作,对医药学的发展起到奠基作用,盖仑被称为药剂学的鼻祖。

(2)中世纪药学。

中世纪的欧洲正处于黑暗时期,由于战争的破坏,古罗马文化被摧毁,因此,医药学的中心也随着社会的变动发生转移,阿拉伯人继承了古希腊和古罗马的医药学遗产,兼收博采了中国、印度和波斯等国的经验。塔吉克斯坦医生阿底森纳(Aricennna,980—1037年)编著的《医典》分为5册,总结了当时亚洲、非洲和欧洲的大部分药物知识,对后世影响颇深,被奉为药物学的经典著作。拜塔尔(1197—1248年)是一位杰出的药用植物学家,他的《药用植物大全》描写了1400余种药物。

(3)现代药学。

化学、物理学、生物学、解剖学和生理学的兴起,大大促进了药学的发展。其主要标志就是学科分工越来越细,尤其是20世纪以来,因科学技术的发展,药学发展成为独立的学科,又与其他学科互相渗透成为新的边缘学科。近年来受体学说和基因工程的创立,使药学事业的发展产生了新的飞跃。

2 药学的现状

(1)疾病治疗领域。

人的一生难免会生病,药物是防治疾病的重要工具之一。在20世纪初,威胁人类健康的主要疾病是急性和慢性传染病,人类历史上曾有过多次流行病的肆虐,而各种新药的不断问世使得这些疾病的致死率大大降低。经过长期研究,科学家早已发现根治天花、麻疹和黄热病等疾病的方法,目前人类已经完全消灭天花病毒。然而,随着社会的进步,人类疾病谱发生了变化,如人为因素造成生态环境破坏使得艾滋病、埃博拉出血热、莱姆病等新的传染病开始出现,数量之多令人惊异。随着经济的发展,生活习惯的改变及老龄化社会的到来,恶性肿瘤、糖尿病、神经退行性疾病及心脑血管病等成为了高发病,对人类健康构成巨大威胁。为了顺应疾病谱的变化,新药的研发重点也发生了变化。近年各国新药研究开发的重点与热点集中在抗肿瘤药、心脑血管病药、抗感染药、神经与精神系统用药,它们排列在上市新药的前列。此外,糖尿病药物的研发也受到关注。由于阿尔茨海默病、帕金森病等神经退行性疾病的复杂性,人类对这些疾病的认识还有限,相关药物的研发耗时耗力,因此,此类疾病的治疗药物研发进展缓慢。

(2)药物的来源及结构创新。

药物的研发是医药产业的灵魂。发现作用机制明确、结构新颖的先导化合物是现代新药研究的核心。基于先导化合物提供的结构,以定量构效关系和三维构效关系理论为指导,根据靶点结构或药效团,通过人工或计算机辅助进行结构设计和优化,结构修饰、类似物的合成及系统的活性筛选是当前合成新药研究的重要部分。从合成化合物中进行广泛药理筛选是获得先导化合物的重要来源,但命中率较低;对传统药用植物的天然活性成分进行药理筛选以发现先导化合物或新药的命中率比合成化合物高,是目前的重要研究方向。近些年来,为扩大多样性分子的来源,特殊生态环境下生长的生物(如高盐、高压、高原生物等)、有毒植物、低等植物、真菌、动物和微生物发酵产物等也开始引起研究者注意,为新药的开发提供了广阔的发展空间。例如,人们已发现海洋生物中有多肽类、大环内酯类、萜类、聚醚类等2000多种生物活性物质,许多具有免疫、抗炎、抗肿瘤、抗病毒及作用于心血管系统和神经系统的生物活性物质先后被分离、提纯,其中部分先导化合物已进入临床前研究阶段,一些海洋新药已进入临床研究阶段。

(3)生物技术药物。

自1982年第一个新生物技术药物低精蛋白胰岛素上市以来,生物医药作为新兴产业,已成为制药业中发展最快、活力最强和技术含量最高的领域。随着生物技术及分子生物学的快速发展,人们对基因、蛋白、信号通路及大分子结构日益了解,以基因重组多肽、蛋白质药物、生物技术疫苗、单克隆抗体、基因药物及基因治疗、细胞及干细胞治疗等为代表的生物技术药物已成为当今新药研发的热点。据统计,美国正式投放市场的生物工程药物达40余种,进入临床试验的有300多种。我国生物技术的研究开发起步较晚,但发展迅速。尽管生物技术药物近些年的增长保持稳定,但至今尚未撼动以化学药物为主的传统药物的主导地位,主要原因是生物技术药物的研发难度大,另外在质量、疗效和安全性(特别是免疫原性)方面还存在问题,其新药数目不多,再加上费用昂贵,难以成为医药消费的主流。

(4)药物作用机制。

药物作用机制研究是药物研发的重要组成部分,是科技工作者探索药物可以作用的环节,回答药物"为什么"会有效或有毒的过程。药物是通过结合并调节特定的蛋白或核酸靶标的活性而发挥其治疗作用的,开展药物作用机制研究,在分子水平上理解药物是如何发挥作用,找到药物作用的靶标分子,就能根据其特点开发和设计药物,对于新药研发具有重要意义。当前,随着分子生物学、遗传学及分析技术的发展,尤其是基因组学、生物信息学、蛋白质组学、质谱联用技术、探针技术等的发展,酶、受体、蛋白的三维空间结构已不断地被阐明,大量潜在的药物靶标被发现,部分已经被成功用于创新药的开发,如利用HMGCoA还原酶作为药物靶标促使一系列他汀类降脂药物被发现,产生了巨大的经济效益。

(5)网络药理学。

传统基于"一药一靶"的策略虽然发现了许多选择性地作用于特殊靶点的药物,但由于生命和疾病是一个非常复杂的生理和病理过程,其中涉及多基因、多通路、多途径的分子功能网络相互作用的过程,单一靶标药物对疾病的疗效往往难以达到目的,因此网络药理学应运而生。网络药理学是以"疾病-基因-靶点-药物"多层次、多角度的相互作用网络为理念,从系统生物学和生物网络平衡的角度阐释疾病的发生发展过程,从改善或恢复生物网络平衡的整体观角度认识药物与机体的相互作用并指导新药发现。网络药理学为药物作用机制探讨和新药研发提供了全新的角度,开启了针对疾病相关的"分子群"寻找组合式药物靶标进行药物研究和开发的新模式,是药物作用机制探讨和新药研发的重要手段。目前基于网络药理学来寻找、优化或确认药物靶点,系统地预测和揭示药物的作用机制,分析药物毒副作用产生的可能性,从而评价药物作用的有效性和安全性等方面的研究已开始引起关注。中医药是人类医疗卫生事业的一个巨大宝库,解释中药药效及其作用一直是学者们关注的焦点,网络药理学为解释中药复杂体系,阐述中医药理论的科学内涵提供了理论依据,为中药现代化研究发展指明了方向,将为中医药国际化发展提供有力的帮助。

(6)药物制剂研究。

药物剂型在提高药物的生物利用度,使其发挥最佳疗效方面具有重要作用。传统的片剂、注射剂、胶囊剂与气雾剂等不能有效发挥药物活性,随着学科之间的相互渗透,各种新辅料、新材料的不断出现,计算机及生产自动化的不断升级,囊括包衣技术、固体分散技术、微囊化技术及液固压缩技术等药物制剂新技术的涌现,研究者在制剂创新方面的探索不断加深。在临床用药中,虽然传统制剂给药形式仍然占主导地位,但其科技含量、质量和功能不断增加。比如,片剂中各种异形片包括薄膜衣片、微型片及心形片、环形片等的开发,不仅在片形、色泽、大小等外观上更容易为患者接受和使用,而且在溶出度、含量均匀度和生物利用度等方面都得到了很大的提高与发展。此外,基于多种剂型、多种用药新途径和新方法开发的新制剂,如软胶囊、鼻腔给药制剂、雾化吸入剂、透皮吸收剂、缓释制剂和微乳制剂等大大提高了药效,减低了毒副作用,也提高了患者用药的依从性。

新型药物制剂的开发和生产,不仅要考虑药物在体外的溶出与释放,以及药物在体内吸收、分布、排泄过程中的变化,还要根据患者、病因、器官组织细胞的生理特点解决剂型与病变细胞亲和性的问题,因此药物剂型和制剂研究逐渐进入向系统工程制品发展的药物传递系统(drug delivery system,DDS)时代。以精确的速率、预定的时间、特定的部位为研发目标的给药系统已成为研究热点,其中定位结肠、脑、肝等器官或肿瘤等病灶的靶向给药系统、自调式等智能给药系统、注射用控释制剂、透皮给药系统、基于新型纳米技术和新型生物技术的DDS等是发展的主流。由单一功能向多功能转化的纳米给药系统、大分子药物传递系统、基因转导系统、新型口服缓释及控释系统以及其他途径的无损伤性给药系统等是未来DDS的发展方向。

(7)药物分析技术及方法。

分离分析技术在药学研究中的重要性毋庸置疑。分析化学的各种技术创新推动了药物分析的迅猛发展,现代药物分析方法中,化学分析、紫外及红外光谱、荧光光谱、化学发光、气相及液相色谱、热力学分析等技术已成为药品质量控制中的常规手段,红外光谱、质谱、核磁共振、X射线晶体衍射及SDS-PAGE等技术为药物研究中的结构和纯度的鉴定提供了有力的技术手段。随着药学各学科的发展及人们对健康的关注,新的问题不断被提出,如对复杂生物材料中的药物和代谢物的分析与质量控制、药物毒理研究中对药物中微量杂质的分离与鉴定、生物技术药物和中药的药物代谢动力学研究、手性药物研究、中药中天然活性成分的鉴定及含量分析、晶型研究、制药过程质量控制等,大大提高了对药物分析检测技术的要求。

为适应药物科学研究和医药工业发展的新形势,在采用常规分析方法对药品进行质量控制的同时,近些年来一些药物分析的新技术不断被开发并应用。例如,能够在短时间内对大量候选化合物进行筛选的高通量筛选分析技术的出现,大大加快了新药的研发速度;各种新型电离技术的发展,使质谱技术成为有前途的分析手段之一,各种色谱-质谱联用技术在体内代谢物分析、中药组分分离分析、多肽蛋白类药物的结构分析及定量、药物中特殊杂质检测等研究中承担越来越重要的角色;对大量的现代化测试仪器所产生的海量数据进行分析的需求,催生了化学计量学的产生,化学计量学在药物各组分无损含量测定或同时测定、复杂体系重叠分析化学信号的解析、色谱实验条件优化、中药鉴别等方面的研究已经引起了药学研究者的关注。

当前的药物分析技术与方法,已经从单纯化学分析发展到与药理学、分子生物学及计算机技术相结合的多学科综合分析;从单一分析技术的应用发展到多种技术的联用;从小分子药物的结构分析发展到多肽、蛋白及基因药物的序列、阵列分析;从简单的体外样品分析发展到复杂样品中微量成分的分析;从简单的数值运算进行数据处理发展到信息化、仪器智能化分析等,这些变化为加速新药研究、保证药品质量和用药安全提供了重要保障。

（8）临床药学。

始于 20 世纪 60 年代的临床药学，是药师联系临床探讨药物应用规律、研究和指导合理用药、提高药物治疗质量的应用型技术学科，其要求是"以患者为中心"。药师深入临床是开展临床药学日常工作的主要形式和内容。一般而言，临床医师重视患者病情及体征的变化而忽略用药指导，临床药师与医师一起对患者进行药物治疗，参与制订、设计、修正治疗计划，对提高药物治疗水平、保证用药安全、促进疾病好转与治愈具有重要作用。

当今药物新品种不断增多，药物不良反应的发生率也大大提高，用药合理化的难度加大，这也表明必须要加强临床药学工作。临床药学事业作为现代化医药事业不可或缺的组成部分，得到了医药界乃至整个社会的广泛认同。在发达国家，特别是美国，临床药学工作已经有了很大的规模，美国已经有了较为完备的临床药师服务制度，药师帮助患者实现个体化给药的服务深入人心。与欧美发达国家相比，我国临床药学起步较晚。长期以来，"以药养医""重医轻药"的陈旧观念使我国医院对临床药学的重视不够，药师在知识结构和层次上尚有欠缺，大多数医院的临床药学偏重药学研究、血药浓度监测、一般药品不良反应监测及药学信息收集等层面，药师很少深入临床参与个体化合理用药决策。近十几年来，随着我国医疗体制改革的逐步深入开展，国家卫生行政部门在政策和管理上开始重视临床药学工作，临床药学工作也逐渐成为医疗机构和患者的共同需要。积极借鉴国外发展经验，结合我国现阶段国情，明确我国临床药师在医疗保健中的责任、权利与义务，不断完善我国临床药学人才的教育及培养模式，对促进我国临床药学事业与国际药学发展接轨、提高和保障我国医疗单位的医疗水平意义重大。

（9）药事管理学。

药学科学的发展使药品生产的品种及数量快速增长，在此情况下，国家制定相应的法规及规范，规范管理和引导药品的研发、生产、流通及使用等，以有效控制药品质量、保障药品供应、防止药物滥用并做到合理用药。为了研究药物管理中面临的各种问题，药事管理学作为一门学科得到了发展。1984 年《中华人民共和国药品管理法》颁布并于 1985 年 7 月 1 日的正式实施，这标志着我国药事管理进入法制化管理的阶段，药事管理学科的发展也逐渐得到政府主管部门的重视。近年来，我国逐步实施了药品注册管理制度，药品处方药与非处方药管理制度，中央及地方（省、自治区、直辖市）两级医药储备制度，药品生产许可证、药品经营许可证和医疗机构制剂许可证制度，中药品种保护制度，执业药师资格制度，国家基本药物制度等；2013 年和 2015 年修正了《中华人民共和国药品管理法》，加强了药品监督管理规章制度的建设，形成了以《中华人民共和国药品管理法》为核心的药品监督管理体制。我国药事管理是在不断适应新时期广大人民群众对药品安全和建立最严格的食品药品监管制度的需求中发展的，为保障药品安全有效、质量可靠，促进医药产业转型升级，加快医药强国之路的建设提供了重要保障。然而，传统的药事管理主要关注药品本身，而忽视了用药的主体——患者。随着我国制药工业的迅速发展及人们对医疗卫生需求的日益增长，药事管理除了建立科学、高效、透明的药品安全管理体系外，另一项重要的工作便是落实"以人为本"的理念，建立"以患者为中心"的规范化管理，提高药品的安全合理使用，与患者展开有效的沟通与交流，为其提供优质的人性化药学服务。

3　药学的发展趋势

（1）针对重大疾病的药物研究。

目前排在人类死亡"疾病谱"前列的是恶性肿瘤和心脑血管病，因此抗肿瘤药及心脑血管病药无疑仍是未来创新药研究的重点。抗肿瘤药中针对乳腺癌、肺癌、前列腺癌、卵巢癌和黑色素瘤等肿瘤的药物以及心脑血管病药领域中抗高血压、抗动脉粥样硬化、抗心力衰竭、抗心律失常等疾病的药物的研发仍将是各大制药公司竞相角逐的重要领域。随着全球步入老龄化社会的国家和地区不断增多，神经退行性疾病、糖尿病、痛风、帕金森病等慢性非传染性疾病的发生率迅速升高，相关药物需求量将大幅增加，虽然研发困难，但强大的市场潜力是研发的重要推动力，老年病药物必将成为新药研究的热点。另外，其他改善体质、延缓衰老的药物等也蕴藏着巨大的科学与商业价值。此外，抗传染病药等也将是未来药物研发的热门领域。

（2）创新药物的研发途径。

创新药物的研究与开发是推动医药产业发展的不竭动力。化学合成药物是目前实用的治疗药物，是临床用药的主体，未来数年仍将是新药研究的重要阵地。虽然与化学合成药物相比，目前生物技术药物仍处于劣势，但其发展迅速，在全球医药市场的比重持续攀升。生物医药创新能力是生物科技的制高点，是衡量一个国家现代生物技术发展水平的重要标志之一，这种情况促使生物技术药物在未来仍会得到特别发展，是极具希望和发展潜力、极具竞争力的药物品种，在癌症、心脑血管病、糖尿病、贫血、自身免疫性疾病、基因缺陷病症和遗传疾病等疾病的治疗中将具有日益重要的地位，也促使全球医药市场的发展重心将逐步向其转移，逐渐削弱化学合成药物的霸主地位。

天然产物在药物发现中的重要地位毋庸置疑，对其进行结构改造或修饰，寻找作用机制相同或相似，并在治疗应用上具有某些优点的新药物实体，尽管这种新药研究工作的投入较少，但仍可产生较好的经济效益。随着发现更安全、更有效的新分子实体（new molecular entity，NME）的成本不断升高，周期增加，风险加大，创新药物传递系统（DDS）的开发也成为创新药物研发的重要途径之一。创新 DDS 可以改善 NME 的理化性质和体内外行为，有效地增效减毒、增强用药安全，极大地提高药品的内在品质，延长 NME 的生命周期，且在产品附加值上更能形成核心竞争力以提高市场份额。因此，对已有产品的创新 DDS 的研究和应用必将继续吸引世界大型制药公司的注意力。

（3）药学研究新技术。

创新药物研究的关键环节之一是新药的发现，而先导化合物的发现与优化速度的缓慢是制约新药发现速度的重要因素。因此，构建化学结构是新药发现的前提，而组合化学及点击化学的出现，为在较短时间内合成出大量的不同结构的化合物、建立分子库、发展分子多样性提供思路。依赖数量庞大的化合物库，采用自动化的操作系统，对各种细胞外和细胞内的分子靶点进行筛选，从中发现有某种预期活性的化合物。高通量筛选（high-throughput screening，HTS）技术实现了药物筛选的规模化，提高了合理设计分子的效率、药物发现的概率及发现新药的质量。

计算机辅助药物设计是通过计算机的模拟、运算来预测小分子与受体生物大分子之间的作用，包括分子对接、药效团识别、定量构效关系等技术。与 HTS 技术相比，计算机辅助药物设计采用虚拟筛选的方法，不仅可以富集活性化合物，还可以降低筛选成本，提高药物筛选的可行性。随着生物信息学、计算机技术和大数据技术等的发展，计算机辅助药物设计已经成为药物发现的重要方法。大量分子生物学技术的出现，尤其是基因组学、生物信息学、蛋白质组学、质谱联用技术及生物大分子相互作用分析技术等不但有助于发现一类新型微量内源性物质，如活性蛋白、细胞因子等药物，也推动了从纷繁复杂的细胞内生物大分子中发现特异性的药物作用靶标分子的进程。组合化学技术、计算机辅助药物技术、HTS 技术及生物技术已经成为当代新药发现的重要技术，为合成新药研究提供了更多的机会。

此外，随着药学学科的不断发展，人们对新药发现、药品质量及临床用药安全的日益重视，样品分析正变得越来越复杂。复杂样品通常组分种类多、含量差别大、已知信息少，如用于药物代谢物分析所采集的血样、中药提取物或需要分析微量杂质的药物。测定复杂样品中的微量组分时，样品常需经过适当的采集和处理，再选择高灵敏度、高选择性的分析方法。在传统化学分析、光谱分析、色谱分析等技术的基础上，发展新的样品前处理、智能多模式高效微分离技术及色谱与其他技术的联用分析技术已成为药学前沿活跃的领域之一。由于样品组分复杂，在实际分离中即使采用高效分离手段，组分间的交叉重叠仍不可避免，因此发展先进的算法和计算机拟合技术，进行多维分析信号与信息的综合处理，是完成复杂样品分析任务的重要保障。

（4）合理用药。

药物治疗是疾病治疗有效的手段之一，但是只有合理地使用药物，才能达到治疗疾病、维护健康的目的。合理用药的概念最早是由 WHO 提出，是指安全、有效、经济、适当地使用药物，根据 WHO 及美国卫生管理科学中心制定的合理用药的生物医学标准要求，合理用药应包括药物正确无误；用药指征适宜；疗效、安全性、使用途径、价格对患者适宜；用药对象适宜；调配无误；剂量、用法、疗程妥当；患者依从性良好。当前,世界各国特别是发展中国家的医疗机构普遍存在着不合理用药的问题,主要表现有药物选用及给药方案制定不当,用药剂量、间隔时间不当,联合用药不当,无适应证用药,对药物的不良反应重视不够等。造成这种现象的原因主要是医药科技快速发展,药品种类越来越多,各种新药如雨后春笋般涌现,使得医药知识呈爆炸式增加,不仅是患者,甚至是许多医师、药师缺乏对药物知识的了解;医疗管理制度存在缺陷;随着医疗行业的市场化不断深入,部分从业人员的逐利意识增加;缺乏对合理用药概念的理解等。

因此,要加强合理用药,不仅要制定并推行和完善国家基本药物制度,加强医院药物信息化管理,强化从业人员合理用药观念及药理知识培训,更重要的是,要加强药学教育,培养高素质的临床药师并使他们成为治疗团队的成员,形成医师、药师相互学习,知识互补的基本工作模式;提高执业药师在零售药房、药店中为患者提供药学专业技术服务的水平,使药师作为患者合理用药的监护者,最大限度地维护患者利益。

项目四 药学的学科体系与相关学科的关系

1 药学的学科体系

药学学科经过几百年的发展,到今天已经形成了一个庞大的学科体系。按照国务院学位委员会、教育部印发的《学位授予和人才培养学科目录(2011 年)》,药学学科属于医学学科门类中的一级学科,包括药物化学、药理学、药剂学、药物分析学、生药学、微生物与生化制药学共 6 个二级学科。另外,药事管理学、临床药学、中药学和天然药物学也是药学大学科中的重要学科。药学各分支学科之间的发展和综合交叉又衍生出更多新的分支学科。每个学科都有其自身的相关理论、研究方法和研究特点,各分支学科之间相互联系、相互依存、相互促进,共同解决实际综合问题,有力地推动着药学学科的进步。

2 药学与相关学科间的关系

药物的作用以一定的化学物质作为基础,其作用对象是生物体,最终目的是治疗疾病,药学与化学、生物、医学学科联系最为紧密;随着科学的发展,药学学科与物理、数学、人文科学、工程科学等学科的合作也日益增多。多学科的相互融合、相互渗透是科学技术发展的普遍规律,药学也在科学的整体化中不断寻求自身的发展。

(1)药学与化学的关系。

疾病的产生根本上是由于生物系统中分子机制发生了故障,都有一定的化学物质作为基础,而药物能治疗疾病也主要是由于其中含有活性的物质能够调节体内的化学反应。药学最早是从化学中分离出来的学科,化学一直是新药研发及制药行业中不可或缺的一部分,化学药物就是基于染料化学和其他化学工业的发展而出现的。例如,磺胺药是现代医学中常用的一类抗菌消炎药,其品种繁多,但最早的磺胺药却是染料中的一员。另外,药学研究中药物合成路径的选择、反应机制的确定、药物结构的确证等问题,常需应用化学的基本原理和方法来解决。掌握了化学知识,我们不仅可以了解物质的化学性质并加以利用,还能通过化学方法来分析疾病的产生原因及研发创新药物。因此,药学专业的学生必须有一定的化学基础。我国高等药学教育中普遍开设了无机化学、分析化学、有机化学、物理化学等化学类课程,为药学的后续课程及专业需要建立必要的化学理论和实验基础。

(2)药学与生物学的关系。

人体所有的生命活动是系统性的和网络性的,许多疾病是基于多基因、多蛋白质及它们之间的相互作用而发生的,药物的作用也离不开生物大分子之间的相互配合。建立在分子生物学基础上的现代生物学技术在医药领域中的应用,为传统的药学研究提供了新方法、新思路,促使了药学科学从过去以无生命体系为主要研究对象转向研究生命体系,药学研究模式也从以化学为主体迅速向以生命科学与化学相结合的新型模式转变,药学与生物学结合日益紧密。例如,分子生物学研究揭示了基因、蛋白、信号通路及大分子结构,使人们开始从偶然发现新药进入合理设计药物的新阶段;许多新药的产生是基于生命科学研究所揭示的药物作用靶点,如受体、酶、离子通道、基因等,再参考其内源性底物的化学结构特征进行分子设计的结果。进入 21 世纪以来,以基因工程、细胞工程、酶工程和发酵工程为主体的药物生物技术突飞猛进,使医药产业产生了巨大的变化,生物药物已成为极具竞争力的药物品种,是未来医药产业发展的重要方向。因此,顺应国际药学的发展趋势,使药学及相关专业学生掌握生物学科基本知识,能在分子水平上认识药物分子和生物大分子的结构以及它们之间的相互作用机制,对于学生自身发展,乃至我国药学学科及医药产业发展都至关重要。药学类专业开设的生物学课程包括生物化学、分子生物学、微生物学等。

(3)药学与医学的关系。

药学与医学,是构成医药学理论体系的两大方面,二者互为依存。没有药学,医学则失去其防治作用的物质基础;没有医学,药学则失去作用对象。古语有云"医药不分家",这说明药学与医学有着紧密的联系,"有医无药医无用,有药无医药不灵",这更是反映了医药之间唇齿相依、命运与共的关系。从生物活性基础看,药物的作用对象是人体,通过影响机体的代谢过程进而影响生理和病理等状况的改变,而呈现治疗作用。因此,药学所研究的药物及使用规律,都是为了防治人体的疾病,应该以临床应用作为指导和最终目标。药物在批准上市前必须经过Ⅰ～Ⅲ期临床试验,在此阶段有很多新研发的药物,因为临床效果不好或毒副作用大而不能上市。通过审批的药物可正式上市销售,供医生和患者选择,很多国家还设立了Ⅳ期临床研究,即对已上市新药进行临床监测,主要关注药物在大范围人群应用后的疗效和不良反应。如果在这一阶段发现了之前研究中没有发现的严重不良反应,药物还会被监管部门强制要求下架。从药品审批的过程,可以看出医学在药学研发中的重要地位。

另外,现今的医学模式已由单纯疾病的治疗扩展到与预防、保健、治疗、康复相结合,进而转变为以人为中心的生物-心理-社会医学模式。顺应医学模式的转变,药学也由原来为临床提供药品和保证药品质量的化学模式扩展到以人为中心、重视药学服务和药学实践的药学模式。药学专业人员要具有医学知识,才能提高药学服务水平。药学类专业的课程体系中通常开设有人体解剖学、生理及病理学、基础医学等相关课程。

(4)药学与数学、物理学的关系。

数学是重要的基础科学,马克思曾说,一种科学只有在成功地运用数学时,才算达到了真正完善的地步。当今,由于与计算机技术结合,数学已渗透到人类社会的各个领域,药学也不例外,数学方法在药学学科中的应用比比皆是。例如,采用正交实验法、均匀设计等数理统计的方法对实验进行设计;通过建立模拟数学模型来定量研究药物体内过程的速度规律;应用统计学方法,比较同一种药物用于不同患者产生的疗效;利用计算机辅助设计(CAD)进行新药设计等。

与数学类似,物理学也是药学的基础,渗透到药学的方方面面。物理学为药物研究提供了理论基础及现代化的实验手段。例如,根据药物的物理特性,采用蒸馏、离心、结晶等方法对药物进行提纯;以流体力学为基础,研究液体药物的生产、传输、流变等问题;利用电磁场理论,发明了磁控靶向药物传递系统。通过局部给药或全身血液循环,该系统能在外加磁场的作用下,随血液流动,将药物选择性地输送到特定靶位。此外,物理学的发展还为药学研究提供了先进的仪器设备。例如,药物分析的各种方法如光谱分析、质谱分析、核磁共振、原子吸收等,是以物理学中的光学、电磁学、原子核物理为基础的。目前,物理学在药学应用中的深度和广度正在进一步拓展,推动了药学的快速发展。

(5)药学与其他相关学科的关系。

药学的学科特点具有综合性,在自然科学分类方面,药学兼具理科、工科和医学性质,同时药学又兼有社会科学的特点。药学的众多分支,如制药工程、社会药学、药物经济学、药事管理学、药物信息学、药物流行病学及药学心理与伦理学等,是分别从不同角度研究药学问题的科学,是在与工程学、社会学、管理学、经济学、信息学、心理学等学科的交叉中产生的。另外,药学的发展及应用要求药学专业的学生不仅要有专业知识,还要有较为全面的知识结构,不仅要有严谨的逻辑思维,而且要有开放的形象思维以及直觉、顿悟和灵感。例如,现代企业要求药学从业人员能对药物生产工艺、流程、管理销售等不同方面提出独到的见解和改革措施;一些涉外企业要求相关人员不仅具有一定的外语能力,还要了解相关国家风土人情。这就要求药学专业学生在掌握好本专业知识的基础上,对历史、文学、哲学、艺术等有一定程度的了解和掌握,还应掌握一门以上的外语。

综上所述,药学是一门多学科交叉的学科,学好药学必须学习医学、生物学及化学相关学科知识。药学专业的核心课程包括无机及分析化学、无机及分析化学实验、有机化学、有机化学实验、物理化学、物理化学实验、生物化学、生物化学实验、分子生物学、分子生物学实验、药物化学、药物化学实验、药剂学、药剂学实验、药物分析学、药物分析实验、药理学、药理学实验等。

项目五　如何学好药学

药学是一门综合性的交叉学科,其不仅包括药学基本专业知识,还涉及数学、物理、化学、生物学及医学等学科的基础知识。药学专业本科阶段的课程也主要围绕药学及相关学科开设。要学好药学知识,必须注意以下几个方面。

(1) 充分认识药学的重要性。药学是医疗保健事业的一个重要组成部分,是人类战胜疾病的重要手段,在人类的生存、繁衍中起着极为重要的作用。现代生活中,由于工业化、城市化的发展,人类在发展自身的同时,不可避免地改变着人类赖以生存的自然环境和社会环境,使疾病也发生了巨大变化,人类对药物的需求永无止境。药学学科就是在研究疾病的产生和发展规律的基础上,寻求药物诊断、预防和治疗疾病的最佳方法与途径,在保护人类健康方面起着重要的作用。

另外,药学学科对社会的经济发展也有巨大的促进作用。医药产业关系全民健康,市场需求巨大。在各国都是重要产业,与经济发展具有密切的关系,其发展能够推动经济的发展。当前国内外制药行业均保持了持续高速增长的势头,被人们称为"永远的朝阳产业"。数据显示,2006—2013年,全球医药市场规模由6910亿美元上升至9676亿美元。随着我国经济的迅速发展,人们生活水平显著提高,近年来,我国的制药行业也飞速发展,其中医药行业产值增长速度一直高于国内生产总值的增长速度,其在国民经济发展中具有十分重要的地位。因此,学好药学能够为我国医药事业发展作出重要贡献。

(2) 学好专业基础课及专业课。药学专业知识具有交叉综合特性,如药剂学这门课程涉及数学、化学、物理学、生物化学、微生物学、化工原理及机械设备等多个方面的知识。药学专业学生在学习专业课程之前,需要一定的其他学科相关的知识。药学专业的化学、生物、医学等方面的基础课就是根据专业学习的需要和学科发展的趋势,以及该课程在药学中的作用而设置的。这些基础课程的知识为专业课程的学习奠定基础,如有机化学是药物化学、天然药物化学、药物分析等课程的先导课程;无机及分析化学、仪器分析是药物分析的先导课程;生物化学是药理学、药物设计及生物制药等课程的先导课程。因此,要学好药学,需要打下坚实的理论基础,学好专业基础课,在此基础上展开专业课程的学习。

对于大多数学生来说,专业与今后的职业发展密切相关。药学专业要求毕业生不仅掌握药学领域的基本知识,还应具备新药研发、药物制备、质量控制评价及指导合理用药等方面的技能。药学专业学生就业方向广,可以在大学、研究所和药厂从事药物研发工作;在药品检验所从事药物质量鉴定及相应的药品管理工作;在医院药剂科、药房和药厂等从事制剂、质检或临床药学等工作;在医药贸易公司或制药企业从事药品销售等。这些工作都要求学生有扎实的药学专业知识。学好专业知识,是增强自身的社会竞争力最重要的前提。大学阶段是积累专业知识的黄金时期,因此,学生应充分利用雄厚的师资力量和良好的学习环境,学好专业课程,加强专业知识储备,这样才能在激烈的就业竞争中把握机会,让自己的事业更加顺畅。

(3) 重视药学实践。药学是一门创新性、实践性、应用性很强的学科。实践教学是药学专业的重要组成部分,是增强学生的感性认识、将所学的理论知识与实际相结合、加深对理论知识的理解的重要途径;另外,在实践教学中,学生是主体,具有能动性,实践教学不仅能提高学生的学习兴趣,还能培养他们的实践技能以及发现问题、分析问题与解决问题的能力。因此,药学专业基础课及专业课中都开设有相应的实验课程,如有机化学实验、生物化学实验、药理学实验、药物分析实验等,有的学校还会开设设计性实验、综合性实验等课程及开展野外实习。另外,学生还可以根据实际情况在教师的指导下进行业余科研。药学专业学生除认真学习理论课程外,还应重视在实验课程、实习、实训等实践教学过程中的学习,掌握科学研究的正确方法,不断提高自身的综合素质和科学素养。

(4)培养文献检索的能力。现代医药产业是高技术、高投入、高风险、高回报的技术和知识密集型产业。药物研究开发过程中不仅需要了解化学实体及其合成工艺,还应掌握相关药物的药理、药效、行政保护、专利和市场销售情况等信息。另外,随着科技的发展,特别是生命科学与信息科学的发展,药物的研究将融合众多的前沿学科。及时掌握药学学科或相关学科领域的最新动态,为新药研发注入新的动力,提高药物研发的效率,使之转化为经济、科技的优势,是占领新世纪科技和国际经济竞争的战略制高点的重要环节。因此,药学从业者要有扎实的基础和获取科研信息的能力,以及对新知识和新信息的敏锐洞察力,这就需要获取大量的文献信息。文献检索是从文献中获取知识和情报的方法,是了解学科发展态势、拓宽学术视野、跟踪国内外科研热点、掌握同行科研动态的重要信息来源。因此药学科研工作者应培养文献检索的能力,熟悉药学及其相关学科数据库的使用方法和技巧,能快速准确地检索到需要的信息,并加以合理利用,为新药研发及药学研究提供服务。

(5)提高综合素质。药学是一门特殊的学科,与人类健康和生命安全、社会公众利益密切相关。药学专业学生未来职业面对的患者与药品同样具有特殊性,其专业素质关系到日后能否适应药学行业的发展和社会需求,关系到人民群众健康以及生命保障等问题。我国医药界曾发生的"葛兰素史克中国行贿""制药企业大肆非法排污""夺命刺五加""齐二药"等重大医药违规事件,究其原因是药品生产、销售的从业人员在高额利益诱惑面前严重缺失职业道德,置人民的生命财产于不顾。药学专业学生在加强专业知识的学习、提高业务素质的同时,还应注意提高自身人文素质、诚信品质和敬业精神,树立正确的价值观,能够从人文和社会的角度了解药学的目的和价值,正确处理个人利益与集体利益的关系、德与术的关系,增强社会责任感,更好地为患者服务。

思 考 题

(1)简述药学学科特点及其与其他学科之间的关系。

(2)简述药学发展简史中的几个重要阶段,并列举1～2种标志性药物。

(3)简述药学学科的现状及发展方向。

模块二　认识医药行业

扫码看PPT

学习目标

(1) 了解医药行业发展现状、发展趋势以及国内外医药行业知名企业；
(2) 熟悉药品生产企业和药品经营流通企业的分类、开办条件、岗位设置与职责；
(3) 熟悉药品行政监督管理体系、药品技术监督管理体系的职责。

项目一　医药行业概述

医药行业是我国国民经济的重要组成部分，是传统产业、现代产业和高技术产业三大产业结合为一体的产业。

广义的医药行业分为医药工业和医药商业两大组成部分。其中医药工业又分为化学原料药制造业、化学制剂制造业、生物制剂制造业、中成药制造业、中药饮片加工业、医疗器械制造业、卫生材料制造业七大子行业，医药商业分为医药批发企业、医药零售企业和医药物流运输企业等流通企业。

狭义的医药行业仅包括医药产品的生产环节，是指对资源（物料、能源、设备、工具、资金、技术、信息和人力等）按照市场需求，通过加工制造过程，转化为可供人们使用的医疗工业品与消费品的行业。其主要门类包括化学原料药及制剂、中药材、中药饮片、中成药、抗生素、生物制品、生化药品、放射性药品、医疗器械、卫生材料、药用包装材料等。

因此，医药行业对于保护和增进人民健康、提高生活质量、救灾防疫、军需战备以及促进经济发展和社会进步均具有十分重要的作用，是世界上公认的具发展前景、世界贸易增长快的产业之一，被誉为"永不衰落的朝阳产业"。

1　医药行业发展现状

新中国成立初期，我国医药工业基础差、底子薄、条件落后，基本上处于"封闭状态"，技术、人才、资本等方面和发达国家还有相当大的差距。改革开放以来，随着人民生活水平的提高和对医疗保健需求的不断增长，形势发生了很大的变化，国家药监局发布的《2019 年度药品监管统计年报》显示，截至 2019年底，全国共有原料药和制剂生产企业 4529 家。我国现已成为全球化学原料药的生产和出口大国，也是全球最大的化学药制剂生产国。

近年来，随着我国经济的快速发展，我国居民生活水平不断提高，加上国内医疗体制改革、人口老龄化现象逐步明显等因素的影响，国内医药市场高速发展。2014 年，中国医药市场规模已经突破了 1.1万亿元，2019 年达到 16407 亿元。由此可知，中国医药市场将会继续保持与往年相当的增长速度，据估测，中国医药市场规模将于 2023 年达到 21326 亿元（图 2-1）。

Note

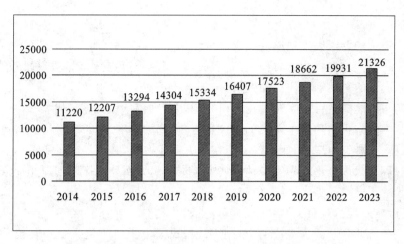

图 2-1　2014—2023 年中国医药市场规模及预测(单位:亿元)

此外,2011—2018 年我国药品终端销售市场规模高速增长,由 2011 年的 8097 亿元迅速增长至 2018 年的 17131 亿元,年平均增长率达 11.30%,2019 年药品市场销售额也达到了 17816 亿元,同比增长 4%(图 2-2)。

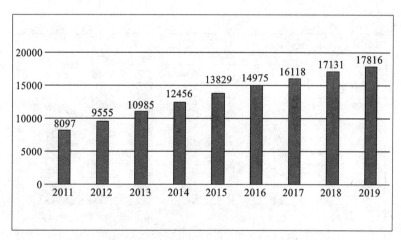

图 2-2　2011—2019 年中国药品终端销售市场规模(单位:亿元)

综上所述,我国医药行业在过去的十余年取得了显著的进步,并正处于快速发展的阶段,未来我国医药行业的市场空间广阔。

2 医药行业发展趋势

众所周知,医药对人类生活的巨大影响使医药行业具有高增长和高收益的特点,中国的制药工业起步于 20 世纪初,经历了从无到有,从使用传统工艺到大规模运用现代技术的发展过程,特别是在改革开放以后,我国医药工业一直保持高速发展,整个制药行业的年均增长率为 17.7%,高于同期全国工业年均增长的速度,同时也高于世界发达国家中主要制药国近 30 年来的平均发展速度,从而成为当今世界上发展较快的医药国之一。

(1) 化学药物方面。

我国的化学药物飞速发展是在 20 世纪 70—80 年代,我国科学家发现及发明了现在一些仍在使用的重要药物,如青蒿素、紫杉醇等。随着高级计算机的发明,分离、分析水平的提高,特别是分析方法的进一步微量化等使化学合成药物的质量进一步提高。化学合成药物向更具有专一性的方向发展,不但有更好的药效,毒副作用也进一步减小。另外,酶、受体、蛋白的三维空间结构被阐明,为利用这些已阐明的生物靶点进行合理药物设计,从而研究出新的化学合成药物奠定了坚实的基础。

（2）中药（天然药物）方面。

中药是我国的瑰宝，有着悠久的历史，特别是新中国成立以来，国家十分重视中药的发展。在全国范围开展的中药与天然药物资源大规模普查发现可供药用的植物、动物、矿物药已达万种，我国是世界上资源丰富的国家之一。许多重要药材如蛔蒿、水飞蓟、安息香、西洋参、丁香等已被引种成功。此外，我国还开展了濒临灭绝的药用动物代用品的研究，如人工麝香、人工牛黄等已研究成功。到目前为止，已对200多种中药与天然药进行了系统的化学研究，其中包括常用的中药，如人参、三七、大黄、黄连等。我国药学工作者从中药与天然药物中开发的单体化合物已达32种之多，如利血平、紫杉醇、青蒿素等。此外，中医药在减肥、美容、食疗等方面的优势正在为大众所熟知，其市场前景不可估量。因独特的药理作用，中药在治疗风湿病、内分泌疾病等慢性疾病或疑难疾病方面具有广阔的应用前景和西药无法比拟的优势。

（3）生物制药方面。

相对于整个医药行业和其他占主流的子行业来说，我国生物制药是一个占有较低市场份额的小行业，然而它的发展潜力却是巨大的，其发展速度和利润增长速度都高于化学制药和中药。近年来，国家加大了对生物技术创新和生物产业发展的支持力度，使我国生物制药产业保持了快速发展的势头。

据调查，2012—2017年，生物制药行业市场规模波动上升，增幅呈现下滑趋势，其中2012—2015年增长较快，2016年出现下滑。2018年，规模以上生物制药企业主营业务收入达到2443亿元，同比下滑26.22%（图2-3）。

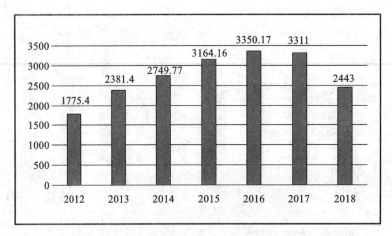

图 2-3　2012—2018 年中国生物制药行业市场规模及增长情况（单位：亿元）

（4）医药行业——线上模式异军突起。

近几年，我国网上药店市场规模逐渐扩大。《2019年度中国医药市场发展蓝皮书》显示，2018年中国实体药店和网上药店（含药品和非药品）销售规模达6106亿元，其中网上药店的销售规模已从2013年的39亿元上升到905亿元，市场份额占比已由五年前的1.2%连续增长至14.8%。

在新冠肺炎疫情期间，为减少出门，网上药店发挥了独特的作用，受疫情的影响，我国医药电商行业发挥了特有的优势并大放异彩，在医药零售端的占比得到了进一步提升。据统计，网上药店药品销售市场规模在2012—2018年达到了64%的较高复合年增长率。

2020年2月，国家卫生健康委员会办公厅发布了《国家卫生健康委办公厅关于加强信息化支撑新型冠状病毒感染的肺炎疫情防控工作的通知》和《国家卫生健康委办公厅关于在疫情防控中做好互联网诊疗咨询服务工作的通知》，鼓励各级医疗机构拓展线上医疗服务空间，缓解线下门诊压力。据MobTech统计的2020年1月6日到2月6日在线问诊手机应用软件的安装数量可知，新用户在此期间的下载安装量达到峰值8.2万。

由此可见，我国互联网在线医疗行业需求大幅增长，新型医疗服务模式可能迎来新一轮的增长机会，预计行业未来将进入规范化发展的高速增长期。

项目二　药品监督管理体系

在我国,药品监督管理体系早期采用的是行政部门垂直监管体系、法律保障监管体系、信用保障监管体系等,但从 2009 年开始,全国范围内大部分省份取消了省以下垂直管理体制,实行属地管理。我国 2013 年成立了国家食品药品监督管理总局(2018 年不再保留),并于 2014 年要求全国范围成立乡镇级食品药品监管派出机构,自此我国已初步建立了"五级"食品药品监管体制。2014 年以来,在国家大部制改革背景下,各省相继将县区级以下食品药品监督管理局、工商局、质量技术监督局合并组建市场监督管理局。

1　药品监督管理的性质

药品监督管理是指行政主体依法定职权对药品研制、生产、经营、使用、广告、价格的机构和人等相对方,遵守药事法律、法规、规章,执行行政决定、命令的情况进行检查,对其生产、经营、使用的药品和质量体系进行抽检、监督,执行行政处罚的行政行为。通俗地讲,药品监督管理实质上是药品质量的监督管理,是中国行政监督管理体系中的一个组成部分。

1.1　药品质量监督管理的概念

药品质量监督管理是指对确定或达到药品质量的全部职能和活动的监督管理。具体来说药品质量监督管理是药品监督管理部门根据法律授予的职权,依据法定的药品标准、法律、行政法规、制度和政策,对本国研制、生产、销售、使用的药品质量(包括进出口药品质量),以及影响药品质量的工作质量、保证体系的质量所进行的监督管理。

1.2　药品质量监督管理的原则

(1)以社会效益为最高准则。

药品是防病治病的物质基础,保证人民群众用药安全有效是药品监督管理工作的宗旨,也是药品生产、经营活动的目的。因此,药品质量监督管理必须以社会效益为最高准则。

(2)质量第一的原则。

药品是特殊商品,药品的质量至关重要,符合质量标准要求,才能保证疗效;否则药品将无效,以致贻误病情。因此,质量问题直接关系到患者的生命安全,我们应该自始至终把药品的质量放在首位。

(3)法制化与科学化高度统一的原则。

总结以往经验,要搞好药品监督管理工作,必须对其立法,做到有法可依、有法必依、执法必严、违法必究。同时,必须依靠科学的管理方法,如严格执行《药品生产质量管理规范》和《药品经营质量管理规范》,推广应用现代先进的科学技术等来加强药品监督管理工作。《药品管理法》《药品管理法实施办法》《药品生产质量管理规范》的颁布实施也对药品的科学监督管理赋予了法定性质。

(4)专业监督管理与群众性的监督管理相结合的原则。

为了加强对药品的监督管理,国家设立了药品监督管理机构,专门负责药品监督管理工作;在药品生产、经营企业和医疗单位设立药品质检科室,开展自检活动;还设立了群众性的药品质量监督员、检验员,开展监督工作。这三支力量相结合,发挥着越来越大的作用。

1.3　我国主要药品质量监督管理的规范和适用范围

(1)《药物非临床研究质量管理规范》简称 GLP,是为申请药品注册而进行的非临床研究必须遵守的规定。

(2)《药物临床试验质量管理规范》简称 GCP,是进行各期临床试验、人体生物利用度或生物等效性试验时必须遵守的规定。

（3）《药品生产质量管理规范》简称 GMP。GMP 是在药品生产过程实施质量管理，保证生产出优质药品的一整套系统的、科学的管理规范，是药品生产和质量管理的基本准则。GMP 是国际贸易药品质量签证体系（certification scheme on the quality of pharmaceutical products moving in international commerce）不可分割的一部分，是世界药品市场的"准入证"。

（4）《药品经营质量管理规范》简称 GSP。GSP 的基本原则：药品经营企业应在药品的购进、储运、销售等环节实行质量管理，建立包括组织结构、职责制度、过程管理和设施设备等方面的质量体系，并使之有效运行。药品经营过程质量管理的目的：控制和保证药品的安全性、有效性、稳定性；控制和保证假药、劣药及一切不合格不合法的药品不进入流通领域，不到使用者手中；做到按质、按量、按期、按品种、以合理的价格满足医疗保健的需求。

（5）《中药材生产质量管理规范（试行）》简称中药材 GAP，其目的是规范中药材生产，保证中药材质量，促进中药标准化、现代化。中药材 GAP 共十章五十七条，内容涵盖了中药材生产的全过程，是中药材生产和质量管理的基本准则，适用于中药材生产企业生产中药材（含植物药及动物药）的全过程。

1.4 药品质量监督管理机构

我国的药品质量监督管理机构主要包括药品检验机构及国家药品监督管理部门直属事业单位等。

1.4.1 中国食品药品检定研究院

中国食品药品检定研究院（简称中检院，原名中国药品生物制品检定所）是国家食品药品监督管理总局的直属事业单位，是国家检验药品生物制品质量的法定机构和最高技术仲裁机构。

中检院的前身是 1950 年成立的中央人民政府卫生部药物食品检验所和生物制品检定所。1961 年两所合并为卫生部药品生物制品检定所。1998 年由卫生部成建制划转为国家药品监督管理局直属事业单位。2010 年更名为中国食品药品检定研究院，加挂国家药品监督管理局医疗器械标准管理中心的牌子，对外使用"中国药品检验总所"的名称，主要职责如下。

（1）承担食品、药品、医疗器械、化妆品及有关药用辅料、包装材料与容器（以下统称为食品药品）的检验检测工作；组织开展药品、医疗器械、化妆品抽验和质量分析工作；负责相关复验、技术仲裁；组织开展进口药品的注册检验以及上市后有关数据的收集分析等工作。

（2）承担药品、医疗器械、化妆品质量标准、技术规范、技术要求、检验检测方法的制修订以及技术复核工作；组织开展检验检测新技术、新方法、新标准的研究；承担相关产品严重不良反应、严重不良事件原因的实验研究工作。

（3）负责医疗器械标准管理相关工作；承担生物制品批签发相关工作；承担化妆品安全技术评价工作。

（4）组织开展有关国家标准物质的规划、计划、研究、制备、标定、分发和管理工作。

（5）负责生产用菌毒种、细胞株的检定工作；承担医用标准菌毒种、细胞株的收集、鉴定、保存、分发和管理工作。

（6）承担实验动物饲育、保种、供应和实验动物及相关产品的质量检测工作。

（7）承担食品药品检验检测机构实验室间比对以及能力验证、考核与评价等技术工作。

（8）负责研究生教育培养工作。组织开展对食品药品相关单位质量检验检测工作的培训和技术指导；开展食品药品检验检测国际（地区）交流与合作。

1.4.2 省级食品药品检验所

省级食品药品检验所为省级食品药品监督管理部门履行食品安全综合监督、组织协调和对重大安全事故查处职能提供技术支撑，主要职责如下。

（1）贯彻实施国家关于药品、医疗器械、保健食品、化妆品和餐饮服务食品安全监督管理的法律、法规；参与起草相关地方性法规和规章草案，并监督实施。

（2）负责餐饮服务许可和监督管理；监督实施餐饮服务食品安全监督管理办法；开展餐饮服务食品安全状况调查评价和风险监测，监督抽检餐饮服务食品安全并发布餐饮服务日常监督管理有关信息；参与餐饮服务食品安全重大事故调查处理。

（3）负责保健食品的监督管理。

（4）负责化妆品卫生许可、卫生监督管理和有关化妆品审核工作。

（5）负责药品、医疗器械行政监督和技术监督，承担药品和医疗器械生产、经营许可，监督实施药品和医疗器械研制、生产、流通、使用方面的质量管理规范。

（6）负责药品、医疗器械注册的相关工作和监督管理，监督实施国家药品、医疗器械标准，组织开展药品不良反应和医疗器械不良事件监测，负责药品、医疗器械再评价；配合有关部门实施国家基本药物制度，组织实施处方药和非处方药分类管理制度。

（7）组织实施中药、民族药监督管理规范和质量标准，监督实施中药材生产质量管理规范、中药饮片炮制规范，组织实施中药品种保护制度。

（8）负责监督管理放射性药品、麻醉药品、毒性药品及精神药品。

（9）负责监督管理药品、医疗器械质量安全，发布药品、医疗器械质量安全信息；组织查处餐饮服务食品安全和药品、医疗器械、保健食品、化妆品等的研制、生产、流通、使用方面的违法违规行为；监管城乡集贸市场中药材交易。

（10）负责药品和医疗器械及保健食品广告的审批、检查。

（11）指导全省食品药品有关方面的监督管理、应急、稽查和信息化建设工作。

（12）指导全省药品、医疗器械、保健食品、化妆品检验检测机构的业务工作。

（13）负责执业药师资格准入制度组织实施，负责执业药师的注册、管理和继续教育工作。

（14）利用监督管理手段，配合宏观调控部门贯彻实施国家食品药品产业政策。

（15）开展与食品药品监督管理有关的对外交流与合作。

1.4.3 地区、市级食品药品检验所

地区、市级食品药品检验所的主要职责如下。

（1）负责本市的药品生产、经营、使用和进口药品的技术检验工作。

（2）负责本市的餐饮服务食品、保健食品、化妆品和医疗器械技术检验工作。

（3）负责药品不良反应和医疗器械不良事件监测工作。

（4）承担市局下达的食品药品检验任务，提供本市食品药品质量上报所需的技术数据和质量分析报告。

（5）在食品药品监管各职能部门的授权范围内，开展食品药品安全监督检查。

（6）了解掌握辖区食品药品生产、经营、使用的安全动态，负责对本市食品药品安全事件和案件的报告及协助调查工作。

（7）参加有关食品药品质量标准的制订和修订工作。指导食品药品生产、经营、使用单位质量检验机构的业务技术工作，协助解决技术疑难问题，培训有关的技术和管理人员。

（8）负责组织开展辖区内的食品药品安全专项整治活动。

1.4.4 县级食品药品检验所

县级食品药品检验所的主要职责如下。

（1）承担本辖区药品质量监督检查。

（2）承担本辖区药品质量监督检查人员及药品生产、经营、使用部门药品管理业务技术人员的培训。

（3）综合、上报和反馈药品质量情报信息。

（4）具备实验条件的，可开展药品检验，以辅助监督工作的进行。

2 药品质量监督管理的目的和职能

药品监督管理的目的是防止和纠正、处理相对方制售假、劣及其他的违法行为，以保证药品质量和人体用药安全，维护人民身体健康和用药的合法权益。其职能主要体现在以下几个方面。①审批确认药品，实行药品注册制度。进行新药审批注册、进口药品注册，确认该物质为药品，发给新药证书及生产

批准文号;或发给进口药品注册证,在中国境内生产、销售、使用。制定药品标准。审批仿制已有国家药品标准的药品,发给生产批准文号。②准予生产、经营药品和配制医疗机构制剂的单位,实行许可证制度。制定和审批生产、经营药品和配制医疗机构制剂,制定、认证 GMP(药品生产质量管理规范)和 GSP(药品经营质量管理规范),发给药品生产许可证、药品经营许可证、医疗机构制剂许可证、药品 GMP 证书、药品经营质量管理规范认证证书,控制生产、经营药品和配制医疗机构制剂的基本条件、质量体系,确保药品生产、经营质量和医疗机构制剂质量。③审批药品标识物和广告。通过药品广告审批、药品商标注册、药品包装标签检查,确认它们符合安全用药要求,发给药品广告批准文号、注册商标。④控制麻醉药品、精神药品,确保人们用药安全。根据有关的国际公约和中国的法律法规,制定管制药品名单,确定生产、供应、使用单位,规定特殊标志,进行严格管制、管理。⑤行使监督权,实施法律制裁。有针对地、有计划地对上市药品质量及药品生产、经营企业和医疗机构制剂的质量体系及管理进行抽查。对制售假药、劣药,无"三证"生产、经营药品和配制医疗机构制剂以及违反《中华人民共和国药品管理法》有关规定的单位依法进行处罚。

上述药品监督管理的主要职能图如图 2-4 所示。

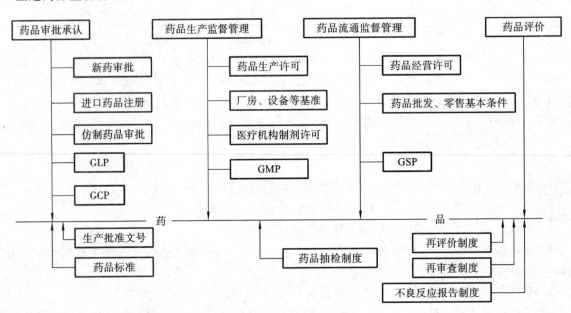

图 2-4　药品监督管理的主要职能图

项目三　医药企业概述

1　医药企业的定义

医药企业是指以营利为目的,专门从事药品生产、经营活动以及提供相关的服务的企业。按照《中华人民共和国药品管理法》,医药企业可以分为药品生产企业和药品经营企业。药品生产企业是指生产药品的专营企业或者兼营企业。药品经营企业是指经营药品的专营企业或者兼营企业。

2　医药企业的特征与开办条件

2.1　医药企业的特征

医药企业具有企业的基本性质和特征具体体现在以下几个方面。①经济性,即通过商品生产和交换,为他人(或组织)提供使用价值,借以实现商品的价值。②营利性,即其生产、经营活动是以获取利润为目的。③独立性,即它独立完成一个生产过程,独立核算,自负盈亏,是一个独立的经济实体。除此之外,医药企业还具有以下几个特点:一是药品生产企业在追求经济效益的同时必须比一般企业更加讲求社会效益;二是在企业的开办条件及生产要求等方面受到更加严格的监督与管理;三是负有质量自检的责任和不符合质量标准的药品不得出厂的义务;四是负有对物料、中间产品和成品进行留样的责任和进行药品不良反应监测与报告的义务。

2.2 医药企业的开办条件

药品是特殊商品,为强化国家对药品生产的监督管理,确保药品安全有效,开办药品生产企业除必须按照国家关于开办生产企业的法律、法规规定,履行报批程序外,还必须具备开办药品企业的条件:①有依法经过资格认定的药学技术人员、工程技术人员及相应的技术工人;②有与其药品生产相适应的厂房、设施和卫生环境;③有能对所生产药品进行质量管理和质量检验的机构、人员以及必要的仪器设备;④有保证药品质量的规章制度,并符合国务院药品监督管理部门依据《中华人民共和国药品管理法》制定的药品生产质量管理规范要求。

3 医药企业的分类与任务

3.1 药品生产企业的分类与任务

药品生产企业按生产药品类型不同分为化学原料药厂、化学制剂药厂、生物制剂药厂、中成药厂、中药饮片厂;按企业承担经济责任不同分为股份有限公司、有限责任公司;按规模大小不同分为特大型、大型、中型和小型制药企业等。

药品生产的任务是将原料加工制备成能供医疗用的药品的过程,包括原料药生产和药物制剂生产。药品生产企业应遵照国家法律、法规,严格执行药品质量管理规范,按照规定的生产工艺要求生产出质量合格的药品,确保人民用药安全有效。

3.2 药品经营企业的分类与任务

药品经营企业按药品经营方式不同分为药品批发企业、药品零售连锁企业和药品零售企业;按企业承担经济责任不同分为股份有限公司、有限责任公司;按规模大小不同分为大型企业、中型企业、小型企业等。

药品经营企业的任务是为满足消费需求,将药品生产企业生产出来的药品通过购进、销售、调拨、储运等经营活动,把药品和服务整体地销售给客户,实现药品的使用价值。药品批发企业是将药品销售给药品生产企业、药品经营企业、医疗机构的药品经营企业,其经营特点为购销药品的数量大、储存规模大,且其销售客户均具有质量保证资质。药品零售企业是将药品直接销售给消费者的药品经营企业,其经营特点为购销数量小、储存量少,且其销售对象不一定具备药品安全、合理使用的基本专业知识,消费者很难对药品质量进行有效的鉴别和选择。

4 医药企业岗位设置

医药行业是高薪行业,也是高危行业。医药企业岗位职责越明确,相互推诿的现象就越少,员工的执行力就越好,整体部门的工作效率就越高。

4.1 药品生产企业的岗位设置

药品生产企业的组织机构要与现代化的生产相适应,要与《药品生产质量管理规范》相适应。各企业组织机构可能不同,但基本设置相似(图 2-5)。

4.2 药品生产企业的岗位

药品生产企业根据实际生产需要和法规有关要求进行岗位设置,每一岗位均需制定岗位责任制,其中基本和重要的岗位有生产管理岗位和质量管理岗位等。

4.2.1 药品生产企业生产部岗位职责

药品生产企业的生产部主要是依据 GMP 要求组织生产,编制生产规程等文件,防止药品污染、混

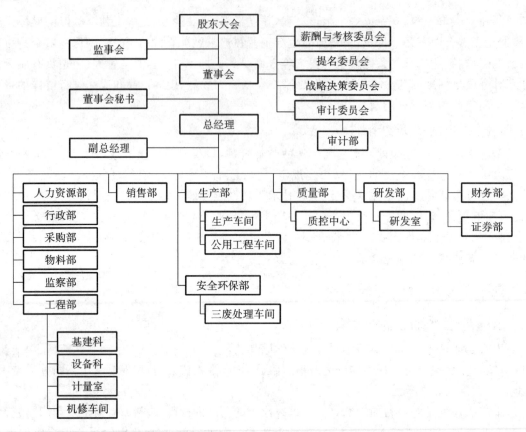

图 2-5　药品生产企业的组织架构图

淆及差错,使生产过程始终处于受控状态,组织工艺验证,保证生产出合格药品。生产部主要设置有生产部经理、车间主任、工艺员、操作工等岗位。

(1) 生产部经理。

主要职责:严格按照 GMP 组织、规范企业的生产经营活动,保证本企业的一切生产行为完全按照生产管理文件规定进行;负责本部门各个岗位人员的合理调配以保证生产的正常进行;检查厂房和设备的维护,制止不符合文件要求的生产行为,并立即报告企业负责人和通知有关部门;每月定期组织召开生产调度会,及时解决生产中出现的问题,安排下个月的生产任务;负责本部门各级人员的培训等。

(2) 生产部车间主任。

主要职责:在技术生产部长的领导下全面负责车间的生产管理工作,合理分解月生产计划,按时按质按量完成车间生产任务;负责车间各岗位人员的合理调配,保证生产正常进行;负责检查车间各项制度的执行情况,保证 GMP 顺利实施;负责车间生产记录的审核并送质量保证部;负责车间员工培训及上岗考核,新员工岗前培训工作等。

(3) 工艺员。

主要职责:按规定编写、修订和修改产品工艺规程和岗位操作规程;经常检查和指导各生产岗位正确执行;组织各岗位员工进行技术教育工作,保证生产顺利进行;负责组织检查技术分析工作;负责组织、检查各种原始记录、做好工艺查证记录;建立各岗位工艺控制点,并严格检查执行情况;对于生产现场出现的质量、技术问题,要协助车间主任对发生的技术质量事故进行调查、分析、处理;参与制定、修订原辅材料、中间产品、成品的质量标准与内控标准等。

(4) 操作工。

主要职责:掌握本工序的质量控制,制定技术文件,保证所生产的产品符合质量要求;按照批生产指令进行生产,按时按质按量完成生产任务;遵守工艺纪律,文明生产,严格执行工艺规程和岗位操作法(标准操作程序);及时准确地填写生产记录;负责本岗位设备的正常维护;认真执行安全生产制度,防止安全事故的发生;积极协助车间管理人员开展工作等。

（5）其他。

药品生产企业的生产部除了以上这些岗位之外，还有洗衣工、保洁工、搬运工、备料（领料）工等，主要在生产中辅助操作工完成生产任务。

4.2.2 药品生产企业质量部岗位职责

质量管理部简称质管部，其主要职能是负责企业质量管理体系运行过程中的质量协调、监督、审核和评价工作；负责药品生产全过程的质量检验和质量监督工作；开展质量审核工作，向企业内部提供质量保证。质管部主要设置有质管部经理、质量管理员（简称质管员）、质量检验员等岗位。

（1）质管部经理。

主要职责：组织拟定公司质量工作规划；组织对计划、规划的拟定、修改、补充、实施；拟订公司质量总目标及各分项目标；指导、监督、检查公司 GMP 执行情况，组织 GMP 自查，并督促问题整改；建立完善质量管理体系，组织建立、健全、修订质量管理制度、规程及质量技术标准文件；负责审核质量管理文件，批准检验报告书，决定产品的放行；组织召开公司级质量分析会及临时性质量专题会议；组织收集、整理、反馈、上报药品不良反应信息；组织员工进行质量意识培训，组织质量部人员进行专业培训和考核等。

（2）质管员（QA）。

主要职责：对各工序进行巡回检查，检查各岗位操作人员的工艺纪律，督促岗位操作人员认真执行岗位操作法、遵守机器设备安全操作规程；负责检查、及时汇报或纠正违反工艺纪律的现象，以免造成事故；配合班长做好岗位操作人员的管理工作等。

（3）质量检验员（QC）。

主要职责：严格依照有关质量检验标准进行检验、记录、计算或判定等；及时完成各项检验任务，并应于规定的工作时日内出具检验报告；必须随时做好各检验室包括设备、台面、门窗、地面等的清洁卫生工作，玻璃仪器用完后必须按规定清洗干净放置，工作时应按规定着装；应自觉维护、保养各种检验仪器、衡器等，并做好使用记录；负责配制分析用的各类试液以及标准溶液的标化和复标；负责标准品的正确保存及使用；负责检验室的防火、防爆工作等。

4.3 药品经营企业的岗位

不同企业内部机构设置有所不同，药品经营企业内部的机构设置必须能使企业正常运营，保证药品质量。药品批发企业内部机构设置如图 2-6 所示（仅供参考）。

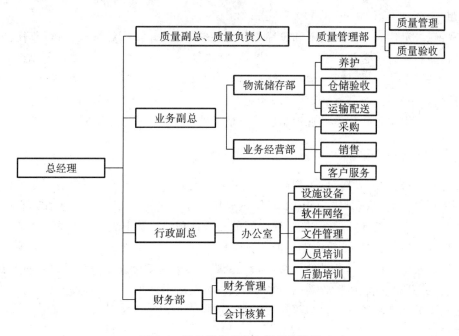

图 2-6 药品批发企业内部机构设置

27

4.4 药品经营企业的岗位

药品经营企业应当设立与其经营活动和质量管理相适应的组织机构或岗位,明确规定其职责。例如,药品批发企业根据职能和业务范围,通常设置有采购部、质管部、储运部和销售部等业务机构。

4.4.1 采购部

采购部的职能是负责按计划从合法企业渠道购进合格、质量可靠的药品,主要设置经理和采购员等岗位,各岗位职责如下。

(1) 采购部经理。

主要职责:负责建立合格的供货方及合格的经营品种目录,建立完善的供货企业管理档案;负责收集新产品上市信息、供应信息、产品信息以及国家政策和政府监管部门发布的信息,为管理决策提供支持;建立供货商管理档案、质量档案、购进合同(结算)台账管理,提出供应管理改进方案;了解供货方的生产、质量状况,及时反馈信息,为质量管理科展开质量控制提供依据等。

(2) 采购员。

从事采购工作的人员应当具有药学或者医学、生物、化学等相关专业中专以上学历。

主要职责:根据企业经营状况与市场情况,制订合理的采购计划;根据采购计划,联系供货单位;保证所采购的药品和供货单位的合法性;考察供货单位销售人员的合法资格;对于首营企业,要根据供货单位提供的各项证明文件进行筛选;将首营企业各项资料送质量管理部门进行备案审批,经质量负责人审核通过,交企业负责人批准,签订质量保证协议书后才能与首营企业进行业务往来;与供货单位签订采购合同,规定药品的运输方式、运输时限等内容;药品验收过程中发现随货同行单或到货药品与采购记录的有关内容不相符的,负责与供货单位进行核实与处理等。

4.4.2 质管部

质管部主要职能是负责起草、指导和监督企业药品质量管理制度;审核首营企业和首营品种;建立药品质量档案;负责药品质量查询,质量事故或投诉的调查、处理及报告;负责药品入库质量验收;指导和监督药品保管、养护和运输中的质量工作;负责对质量不合格的药品进行审核,对不合格药品的处理过程实施监督;负责收集和分析药品质量信息等。质管部主要设置有经理、验收员和养护员等岗位,各岗位职责如下。

(1) 质管部经理。

质管部经理应当具有执业药师资格和3年以上药品经营质量管理工作经历,能独立解决经营过程中的质量问题。

主要职责:在法定代表人的授权下和总经理的直接领导下,分管质量管理工作,兼任公司质量管理受权人;组织建立和完善本企业经营质量管理体系,对该体系进行监控;定期对本企业经营质量管理体系进行监督检查;对企业购进、储存、销售、运输过程中涉及的可能影响产品质量等问题行使决定权;对企业的购销资质证明文件、产品标签说明书、合同、票据、汇款单位、产品来源及真伪等进行审查和甄别;审核质量管理制度,组织对各项质量管理制度执行情况的检查与考核;负责对首营企业和首营品种的质量审批等。

(2) 验收员。

验收员应当具有药学或者医学、生物、化学等相关专业中专以上学历或者具有药学初级以上专业技术职称;从事中药材、中药饮片验收工作的,应当具有中药学专业中专以上学历或者具有中药学中级以上专业技术职称;直接收购地产中药材的,验收人员应当具有中药学中级以上专业技术职称。

主要职责:药品质量验收,按照法定标准和合同规定的质量条款对购进药品、销后退回药品的质量进行逐批验收;验收时应同时对药品的包装、标签、说明书以及有关要求的证明或文件进行逐一检查;确保验收抽取的样品具有代表性;验收药品应做好记录;对销后退回的药品,验收人员应按进货验收的规定验收,必要时应抽样送检验部门检验等。

(3) 养护员。

养护员应当具有药学或者医学、生物、化学等相关专业中专以上学历或者具有药学初级以上专业技术职称;从事中药材、中药饮片养护工作的,应当具有中药学专业中专以上学历或者具有中药学初级以上专业技术职称。

主要职责:在业务上应接受质管部的监督指导,养护工作应贯彻预防为主的原则;指导保管员合理储存药品,将药品储存于相应的库区;检查在库药品的储存条件,配合保管人员进行库房温、湿度的监测和管理;每日上、下午各一次定时对库房的温、湿度进行记录;对库存药品进行检查;汇总、分析和上报养护检查、近效期或长时间储存的药品等质量信息;填报"近效期药品催销表";负责设施设备管理工作等。

4.4.3 储运部

储运部的主要职能是负责按药品经营质量管理规范要求,完成药品的入库、储存、养护和收发工作,保证药品运输质量,按时按计划运输药品。储运部主要设置经理、理货员和保管员等岗位,各岗位职责如下。

(1)储运部经理。

主要职责:全面负责公司货物的储存和发货;全面负责公司货物的运输;负责对公司储运部人员的管理与培养;负责按 GSP 相关标准进行仓库管理,按照药品的类别、理化性质和贮藏要求做好分类、分库、分区储存,合理安排货位,使堆垛整齐、牢固、色标明显;负责仓库现场工作进行督查和指导,并重点检查入库记录、出库复核记录;负责仓库卫生管理工作;负责所经营药品库存结构的合理调整;负责储运、运输设施设备的保养、维护与运行管理;负责合理安排药品运输工具等。

(2)储运员。

主要职责:学习药品接收、装卸管理、运输安全相关业务知识,提高工作技能;熟悉并遵守公司制定的 GSP 质量管理制度,并严格按照程序规范操作;严格遵守交通法规,按照交通管理法要求开展各项工作,确保运输过程交通安全;依照业务部门出具的到货接站要求及商品销售过程中的送货要求,及时、准确地做好接站工作、销售送货工作,以及进入库过程中的车辆调节、运输、装卸管理工作;对商品的出入库工作的正确性和及时性负责;做好商品出入库、装卸过程中的监督工作等。

(3)保管员。

主要职责:熟悉药品的性能和储存要求,按照药品属性分类储存,要做到安全储存、降低损耗、保证质量;药品入库时凭验收员签字的入库单收货,与对货单不符、包装破损、标识模糊不清的有权拒收;药品发货出库须凭公司财务已审核并盖章的公司销售清单发货;发货时要注意轻拿轻放,文明操作,注意安全,对保管不善而造成的药品变质和损坏负有责任;严格遵循"先进先出、近期先出、按批号发货"原则;发现包装破损、封口不牢、液体渗漏、包装标识模糊不清、超出有效期的药品不得发货并报告质管部;对自己分管的品种的进、出、存及缺货等进行记录并报告库区主管,发现问题及时报告等。

4.4.4 销售部

销售部的主要职能是负责审核购货单位的合法性,依法销售药品,做好销售记录。销售部主要设置有经理和业务员等岗位,各岗位职责如下。

(1)销售部经理。

主要职责:按照《中华人民共和国药品管理法》和 GSP 等的相关要求,负责公司药品销售工作的全过程;负责审核销售客户的合同资质,确认业务单位的法定资格和履行合同的能力;指导业务员如实正确介绍药品的性质、性能和用途,对用户负责;根据市场情况,为采购部提供准确的购销信息;完成总经理交办的其他工作。

(2)业务员。

从事销售工作的人员应当具有高中以上文化程度。业务员主要进行市场开发,签订销售合同,跟踪订单,对客户进行售后服务。

主要职责:按照《中华人民共和国药品管理法》和 GSP 等的相关要求,负责公司药品销售工作;承接订货、履行购销合同,根据订货合同,安排合同订货药品的销售品种、数量、规格;负责收集客户资料,交质管部建立档案,与目标客户保持经常性的联系并开展多种形式的推广促销活动,活动形式严格执行国家法律、法规;如实向客户介绍药品的性质、性能和用途,对用户负责;负责售出药品的发运;负责办理客户退回药品的有关手续等。

5 国内外部分药品生产企业简介

5.1 国内药品生产企业

（1）云南白药集团股份有限公司。

云南白药创制于 1902 年,驰名中外,名列首批国家创新型企业,是享誉中外的中华老字号品牌。1971 年根据周恩来总理指示,云南白药厂成立。1993 年云南白药集团股份有限公司作为云南首家上市公司在深交所上市,2005 年推出"稳中央、突两翼"产品战略,2010 年开始实施"新白药、大健康"产业战略,从中成药企业逐步发展成为我国大健康产业领军企业之一。2018 年,公司入选福布斯全球企业 2000 强、亚洲最佳上市公司 50 强、财富中国 500 强。云南白药商标图案见图 2-7。

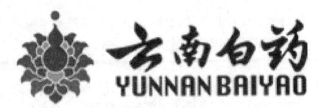

图 2-7　云南白药商标

云南白药的主营业务分为药品、健康品、中药资源和医药物流四大板块。2008 年公司确立实施云南白药大品牌下多品牌发展策略,现已基本形成大(母)品牌下多(子)品牌体系。依托云南白药驰名品牌,延伸打造了云丰、童俏俏、云健等药品品牌;日子、金口健、朗健、养元青、采之汲等个人健康护理产品品牌;白药养生、豹七、千草堂、千草美姿、天紫红等原生药材及大健康产品品牌。2015 年获中国商标金奖,拥有 3 件中国驰名商标。产品畅销国内、东南亚,逐渐进入欧美日等发达国家。药品方面,云南白药创可贴、云南白药气雾剂、云南白药膏等产品继续占据中国市场同类产品销量第一;健康产品方面,2018 年云南白药牙膏产品销售位居同类产品全国市场份额第二、民族品牌第一;中药资源产品方面,以冻干和超细粉技术为代表的豹七三七已成为云南省内高品质三七的代表。

（2）哈药集团有限公司。

哈药集团有限公司简称"哈药集团",是于 2005 年通过增资扩股改制而成的国有控股的中外合资企业。集团拥有哈药总厂、哈药三精、哈药六厂、哈药中药二厂、哈药世一堂、哈药生物、哈药三精四厂、哈药三精明水、哈药三精千鹤、哈药三精儿童、哈药疫苗 11 家工业企业和哈药人民同泰、哈药营销有限公司 2 家商业流通企业及 1 家药物研究院。哈药集团商标图案见图 2-8。

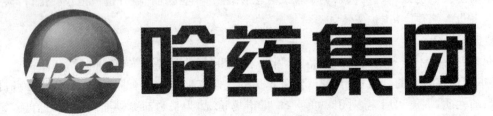

图 2-8　哈药集团商标

哈药集团主营涵盖抗生素、非处方药及保健品、传统与现代中药、生物医药、动物疫苗及医药商业六大业务板块。主导产品有葡萄糖酸钙口服溶液、葡萄糖酸锌口服溶液、阿莫西林胶囊、双黄连口服液、前列地尔注射液、小儿氨酚黄那敏颗粒、拉西地平片、注射用盐酸头孢替安、布洛芬颗粒、新盖中盖牌高钙片等。哈药集团 2018 年销售收入超亿元的品种达 8 个。拥有"哈药""三精""盖中盖""护彤""世一堂"5 件中国驰名商标及"世一堂"中华老字号的使用权。经评估,仅"哈药"的品牌价值就达 238.29 亿元。几年来,哈药集团先后荣获"全国制药工业百强企业""中国医药最具社会责任感企业""中国医药十大领军品牌企业"等荣誉。

（3）扬子江药业集团有限公司。

扬子江药业集团创建于 1971 年，是一家跨地区、产学研相结合、科工贸一体化的国家大型医药企业集团，也是科技部命名的全国首批创新型企业。扬子江药业集团总部在江苏泰州。旗下有江苏制药股份有限公司、上海海尼药业有限公司等 20 多家成员企业。扬子江药业集团商标图案见图 2-9。

图 2-9　扬子江药业集团商标

自 1996 年起，扬子江药业集团综合经济效益连续 10 多年排名江苏省医药行业首位、全国医药行业前五强，扬子江药业现已中西药并举，覆盖抗生素、消化系统药、循环系统药、抗肿瘤药、解热镇痛药等领域。2006 年，扬子江药业集团对扬子江药物研究院下设的各研发中心进行了资源整合，形成了化学药物研发中心、药物制剂技术研究中心、生物药物研发中心、中药制造工艺工程研究中心等四大研发中心，并以此成立江苏省（泰州）新药研究院，致力于化学药、中成药、生物药及制剂技术的创新研发。

（4）齐鲁制药集团有限公司。

齐鲁制药集团创建于 1958 年，是我国大型综合性现代制药企业，专业从事治疗肿瘤、心脑血管、抗感染、精神系统、神经系统疾病的制剂及其原料药的研制、生产与销售。旗下产业以人用药为主，还涉及动物疫苗、兽药、农药等领域。齐鲁制药商标图案见图 2-10。

图 2-10　齐鲁制药商标

齐鲁制药集团建有制剂、化学合成、生物技术、抗生素发酵等十大生产基地，是首批国家食品药品监督管理总局 GMP 认证企业。对于抗生素类原料药、头孢类原料药、抗肿瘤类原料药等数个产品已具有国内乃至世界领先的生产能力和生产水平。2015 年以来，集团相继在美国西雅图、旧金山、波士顿以及中国上海建立了 4 家创新中心，形成了以济南总部药物研究院为研发主体，上游与齐鲁制药美国公司、国内外创新研究公司相衔接，下游与各子公司研发部相衔接，涵盖化学药物、生物技术药物的早期发现、开发、产业化的完整创新研发体系。

齐鲁制药集团上市产品累计 200 多个，成功研制了吉非替尼片、注射用培美曲塞二钠、注射用多西他赛、重组人 G-CSF、替吉奥片等数十个重磅级新药。各种制剂及原料药远销欧洲、北美、澳大利亚、俄罗斯、南非、印度等 70 多个国家和地区。

5.2 国外药品生产企业

（1）辉瑞（Pfizer）。

辉瑞公司是一家跨国制药公司,总部位于美国纽约,创建于 1849 年,是目前全球最大的以研发为基础的生物制药公司。辉瑞在全球有 9 万多名员工,59 家生产基地,260 个合作研发机构,业务遍及全球

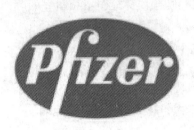

图 2-11　辉瑞商标

170 多个国家和地区,是世界五百强企业之一。辉瑞公司自 20 世纪 80 年代进入中国,是目前在华最大的外资制药企业之一,在中国约有 7000 名员工,业务覆盖了全国 250 余个城市。辉瑞商标图案见图 2-11。

辉瑞公司的业务领域包括医药保健、动物保健以及消费者保健品。产品覆盖了化学药物、生物制剂、疫苗、健康药物等领域。辉瑞生物制药在华上市的创新药物有 50 多个,其治疗领域涵盖了心脑血管及代谢、抗感染、中枢神经、抗炎镇痛、抗肿瘤、泌尿、疫苗、血液健康（包括血友病）等诸多领域。辉瑞公司主要产品有立普妥（阿托伐他汀钙片）、络活喜（苯磺酸氨氯地平片）、左洛复（盐酸舍曲林片）、大扶康（氟康唑胶囊/静脉注射液）、希舒美（阿奇霉素片/干混悬剂）、西乐葆（塞来昔布胶囊）、恩利（依那西普）、乐瑞卡（普瑞巴林胶囊）、阿诺新（依西美坦）、开普拓（盐酸伊立替康注射液）、万艾可等。

（2）葛兰素史克（GlaxoSmithKline,GSK）。

葛兰素史克公司即英国葛兰素史克公司,是以研发为基础的制药和医疗保健公司,于 2000 年 12 月成立,是世界较大的制药公司之一。公司全球业务分布广泛,商务往来于 150 个国家,供应网络遍布 36 个国家,共有 87 个生产基地,在英国、美国、比利时和中国等国家建有大型研发中心。2001 年初,葛兰素史克（中国）投资有限公司成立,公司业务由处方药、非处方药、疫苗和消费保健品四大部分组成,业务总部分别设在上海、天津、北京和香港,总公司位于北京。在华业务覆盖 250 个城市,以北京、上海、广州、杭州和成都为 5 大商务区域中心,5 个生产基地坐落于上海、苏州、杭州和天津,1 个全球研发中心位于上海浦东。葛兰素史克商标图案见图 2-12。

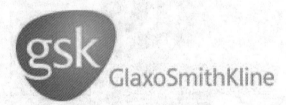

图 2-12　葛兰素史克商标

葛兰素史克公司是较早在中国成功兴建合资企业的外国制药公司之一,其旗下的中美史克（中美天津史克制药有限公司）是全国闻名的"双优企业"。自 1987 年成立至今,中美史克成功开发推广了史克肠虫清、康泰克清、新康泰克、芬必得、必理通、泰胃美、兰美抒、百多邦、康得、伯克纳等十多个品牌,成为中国 OTC 市场的领导品牌。

6　国内外部分药品经营企业简介

6.1 国内部分药品经营企业

（1）大参林（大参林医药集团股份有限公司）。

大参林医药集团股份有限公司是一家集医药制造、零售、批发为一体的集团化企业。1993 年 2 月,公司的前身——茂名市参茸大药房成立;1999 年 2 月茂名市大参林医药连锁有限公司成立;1999 年 10 月在全国范围内申请注册"大参林"商标;2004 年 5 月总部由茂名迁至广州,并冠名广东大参林连锁药店有限公司;2017 年 7 月 31 日,正式在上海证券交易所主板上市。截至 2020 年第一季度,大参林员工数量超过 28000 人,门店有 4885 家,遍布广东、广西、河南等十个省份。获得"2017—2018 年度全国医

药流通创新示范企业""2018 年度广东最佳雇主企业""中国服务企业 500 强""2017—2018 年中国药店价值榜十强""2017—2018 年度中国药品零售企业综合竞争力排行榜运营力冠军""2017 年度中国药品流通行业零售企业销售总额排序前二十位"等荣誉。

（2）海王星辰（中国海王星辰连锁药店有限公司）。

中国海王星辰连锁药店有限公司是一家大型医药、健康产品的专业营销公司。其前身是深圳市海王星辰医药有限公司，于 1995 年 6 月成立，2000 年开始跨省经营，逐渐在广东省、长江三角洲、环渤海地区、西南地区的重点城市取得优势地位。2002 年与全美专业药房排名第一的 Medicine Shoppe 结盟，将美国先进的专业药房管理技术引入中国医药零售连锁行业，创立了适合中国国情的现代零售药店"海王星辰健康药房"。2007 年，中国海王星辰连锁药店有限公司在纽约证券交易所成功上市。其连锁药房分布在全国 74 个一、二线城市，线上线下拥有超过 6000 万的会员。

海王星辰企业定位是"专业＋健康＋便利的健康药房"，立志做更贴近消费者的专业健康药房，80％以上的门店均为社区药店，着力于为社区居民提供高质量的健康守护，积极推广"预防胜于治疗"的健康生活理念。每周 5 天不同的慢性病主题服务日，提供免费的血压、血糖和尿酸检测以及电子建档、用药咨询、服药提醒、健康宣教等服务，帮助慢性病患者提高用药依从度，有效预防并发症。并通过"互联网＋医疗"平台，提供微商城购药 3 公里核心区域 25 分钟 O2O 送货到家的服务。

（3）国大药房（国药控股国大药房有限公司）。

国药控股国大药房有限公司隶属于中国医药集团。中国医药集团是国务院国资委直接管理的大型医药健康产业集团，是目前唯一进入世界 500 强的中国医药企业，也是国内医药行业的龙头企业。国大药房成立于 2004 年 3 月，总部设在上海。2016 年并入国药集团一致药业股份有限公司（A 股 000028），标志着国大药房正式进入资本市场。2017 年 12 月引进战略投资者沃博联，2018 年 7 月宣布合资公司成立，成为了国内医药零售行业唯一的中外合资企业。截至 2018 年 12 月，已在全国 19 个省（自治区、直辖市）建立了 27 家二级区域连锁公司，拥有 4275 家零售药店和 2184 万名会员，2018 年全年销售收入达 117 亿。

国大药房拥有先进的运营管理模式、完善的商品采购体系、严格的质量管控办法、精准的门店管理、专业的人才培养和高效的物流体系。业务涵盖中药、西药、中医、西医、"5＋X"等零售诊疗创新门店，其中，辽宁中华老字号"天益堂"、扬州"大德生"、上海"养和堂"等品牌，更是传承了中医药的品质与文化，深得百姓青睐。近几年来，国大药房不断加快网络布局，通过点面结合，以中心城市的点状布局带动区域市场、纵深覆盖三四五线城市的全面布局，覆盖全国 70 余个城市，形成了覆盖华东、华北、华南、东北、西北的药店网络。

（4）同仁堂（中国北京同仁堂（集团）有限责任公司）。

同仁堂是中药行业著名的老字号，创建于清朝康熙八年（1669 年），有三百多年的历史。自清朝雍正元年（1723 年）同仁堂正式供奉清皇宫御药房用药，历经八代皇帝，长达 188 年，造就了同仁堂人在制药过程中精益求精的严细精神，其产品以"配方独特、选料上乘、工艺精湛、疗效显著"而享誉海内外。

同仁堂品牌誉满海内外，其商标已参加了马德里协约国和巴黎公约国的注册，受到国际组织的保护，同时，在世界 50 多个国家和地区办理了注册登记手续，并在台湾进行了第一个大陆商标的注册。它是国家级非物质文化遗产代表性项目"中医传统制剂方法（安宫牛黄丸制作技艺）""同仁堂中医药文化"的保护单位。同仁堂拥有境内、外两家上市公司，连锁门店、各地分店以及遍布各大商场的店中店达六百余家，产品行销 40 多个国家和地区。在北京大兴、亦庄、刘家窑、通州、昌平，同仁堂建立了五个生产基地，拥有 41 条生产线。

6.2 国外部分药品经营企业

（1）沃尔格林博兹联合公司（Walgreens Boots Alliance）。

沃尔格林博兹联合公司成立于 1901 年，是美国最大的连锁药局。在最高峰期，几乎每 16 个小时就有一家新的沃尔格林药店在美国开业。目前，沃尔格林旗下有超过 7000 家的门店，约有 400 家 Take Care 诊所及建立在企业或大型机构内部的诊所及药店。沃尔格林是世界企业史上的一个传奇，创造了连续 100 多年盈利的神话。它的业绩超过了英特尔、通用电气、可口可乐和默克公司等世界著名企业，有数据显示，全美约 19% 的处方都是在沃尔格林药店里调配的。凭着骄人的业绩，沃尔格林频频登上《财富》杂志"最佳业绩与最受推崇的企业"排行榜，并于 2018 年 12 月入围世界品牌 500 强。

（2）西维斯（CVS）健康公司（CVS Health Corporation）。

CVS 健康公司是美国家喻户晓的大型药品零售商，于 1963 成立，目前拥有十多家全资子公司，主要从事药品零售业和医药福利管理。截至 2018 年，全球范围内共有 9800 多家门店，门店数量比麦当劳还多。与中国药店非常不一样的是，CVS 不仅仅卖药品，还出售日用品、文具、零食饮料、季节性商品、贺卡、照片整理服务，以及所有欧美药房都会出售的美容化妆品。

原来的 CVS 仅仅只是一家做"药"的企业，2006 年收购了医药福利管理公司 Caremark，并更名为 CVS Health Corporation。收购后，业务扩展到了美国医药行业的三大版块：配药服务、零售药店和医药福利管理。其中 CVS 的零售药店和医药福利管理这两大块业务就基本涵盖了美国药品行业全部职能，一举奠定了 CVS 在美国医药行业的地位。2015 年又以 19 亿美金的价格收购了在美国仅次于沃尔玛排名第二的零售企业——塔吉特（Target）旗下的药房业务。根据 2018《财富》杂志世界 500 强排名，CVS 高居全球第 17 位，比电子商务巨头亚马逊（第 18 位）和汽车行业巨头通用汽车（第 21 位）的排名高。2017 年，CVS 更是高居世界 500 强第 14 位。

（3）德国 BA 保镖药房（Bodyguard Apotheke）。

德国 BA 保镖药房是德国实体连锁药房独角兽药房（Einhorn Apotheke）的线上药房，隶属于独角兽药房线上业务部。德国独角兽药房是德国较大的连锁药房之一，由 Kraus 家族创办经营，已历经四代的传承。创始人 Sebastian Kraus 来自德国最古老的药剂师家族，其所拥有的实体药房，至今已有 100 多年的历史。

BA 于 2007 年在德国 Pforzheim 上线，有近 7 万种优质商品，包括非处方药品、婴儿奶粉、母婴用品、药妆、有机护肤品、洗护用品等。为了将德国优质商品更好呈现给中国客户，提供优质便利的中文服务，BA 于 2014 年进驻中国，开通中文网站，支持支付宝或银联付款，识别中文地址，支持直邮中国，是首家直邮中国的德国本土药房。中文网站和德文网站商品价格信息同步以及产品翻译正在逐步进行中。

（4）澳洲 CW 药房（Chemist Warehouse）。

澳洲 CW 药房创立于 1972 年，总部位于澳大利亚墨尔本，是澳洲较大的药店连锁企业之一，年接待客户超过 1 亿人次，2016 年年度营业额超过 44 亿澳元，占整个澳洲药房零售市场份额的 45% 以上。主要经营的品类除了药品和营养保健品之外，还包括婴儿食品与用品、护肤品、彩妆、洗护清洁用品等，其中香水销售市场占有率排名稳居第一，因其品牌、品类丰富，加上价格优惠、打折频率高，被称为"药房界 costco"。

澳洲 CW 药房有实体店铺也有网上商城，在线销售种类繁多，2018 年 3 月上线了官网中文版，专门服务于中国用户。2018 年，CW 于首届中国国际进口博览会河南"网上丝绸之路"对接采购暨现场签约会与河南保税集团签订战略合作协议，宣布将中国首店开在郑州。2019 年 10 月 19 日，CW 在中国的首家线下门店正式在郑州开业，店内 SKU 总量已超过 2000 个，未来将持续提升至 5000 个以上，产品丰富度直追线上网店。该店采用跨境 O2O 电商自提模式，即消费者在完成商品清关后，即时提走商品。

项目四　医药机构药学部门

1　概述

1.1　医疗机构

1.1.1　医疗机构的概念

依照《医疗机构管理条例》的规定，医疗机构是指经登记取得医疗机构执业许可证的机构。医疗机构的类别包括综合医院、中医医院、中西医结合医院、专科医院、康复医院、妇幼保健院、疾病预防控制中心、卫生监督所、中心卫生院、乡镇卫生院、社区卫生服务中心、门诊部、诊所、医务室、村卫生室等。

1.1.2　医疗机构等级划分

我国医疗机构按其功能、任务不同划分为一、二、三级。

（1）一级综合医院（病床数在100张以内，包括100张）：直接向一定人口的社区提供预防、医疗保健、康复服务的基层医院、卫生院。

（2）二级综合医院（病床数在101～500张）：向多个社区提供综合医疗卫生服务和承担一定教学、科研任务的地区性医院。

（3）三级综合医院（病床数在500张以上）：向几个地区提供高水平专科性医疗卫生服务和执行高等教学、科研任务的区域性以上医院。

1.1.3　医疗机构科室设置

（1）一级综合性医院。①临床科室：至少设有急诊室、内科、外科、妇（产）科、预防保健科。②医技科室：至少设有药房、化验室、X光室、消毒供应室。

（2）二级综合性医院。①临床科室：至少设有急诊科、内科、外科、妇产科、儿科、眼科、耳鼻喉科、口腔科、皮肤科、麻醉科、传染科、预防保健科。其中眼科、耳鼻喉科、口腔科合并建科，皮肤科可并入内科或外科，附近已有传染病医院的，根据当地《医疗机构设置规划》可不设传染科。②医技科室：至少设有药剂科、检验科、放射科、手术室、病理科、血库（可与检验科合设）、理疗科、消毒供应室、病案室。

（3）三级综合医院。①临床科室：至少设有急诊科、内科、外科、妇产科、儿科、中医科、耳鼻喉科、口腔科、眼科、皮肤科、麻醉科、康复科、预防保健科。②医技科室：至少设有药剂科、检验科、放射科、手术室、病理科、输血科、核医学科、理疗科（可与康复科合设）、消毒供应室、病案室、营养部和相应的临床功能检查室。

1.1.4　全国卫生医疗机构概况

据中华人民共和国卫生健康委员会统计信息中心统计，2019年2月底，全国医疗卫生机构达999119个，其中医院33125个、基层医疗卫生机构945171个、专业公共卫生机构18089个、其他机构2734个（表2-1）。

表2-1　全国医疗卫生机构数

	2018年2月底	2019年2月底	增减数
医院/个	31259	33125	1866
基层医疗卫生机构/个	936346	945171	8825
专业公共卫生机构/个	20013	18089	−1924
其他机构/个	2716	2734	18
医疗卫生机构合计/个	990334	999119	8785

1.2　医疗机构药学部门的概念

医院药学部门是医院专业技术科室，负责有关的药事管理和药学专业服务工作，并承担监督与推进相关药事法规落实的职责。药事管理和药学专业服务工作主要包括本医院药品保障供应与管理；处方适宜性审核、药品调配以及安全用药指导；实施临床药师制，直接参与临床药物治疗；开展药学教育、与医院药学相关的药学研究等。

2　医疗机构药学部门机构设置

2011年1月卫生部、国家中医药管理局和总后勤部卫生部颁布的《医疗机构药事管理规定》规定：医疗机构应当根据本机构功能、任务、规模设置相应的药学部门，配备和提供与药学部门工作任务相适应的专业技术人员、设备和设施。并明确规定：三级医院设置药学部，并可根据实际情况设置二级科室；

Note

二级医院设置药剂科;其他医疗机构设置药房。

2.1 三级综合医院药学部门机构设置

医院分级管理中三级综合医院的药学部门依据《医疗机构药事管理规定》的要求应当设置药学部,根据实际需要,可下设相应的二级科室。图 2-13 所示的机构设置模式仅供参考。

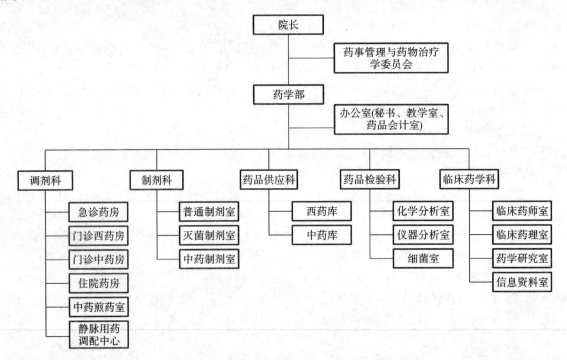

图 2-13 三级综合医院药学部门机构设置参考图

2.2 二级综合医院药学部门机构设置

医院分级管理中二级综合医院的药学部门依据《医疗机构药事管理规定》的要求应当设置药剂科。图 2-14 所示的机构设置模式仅供参考。

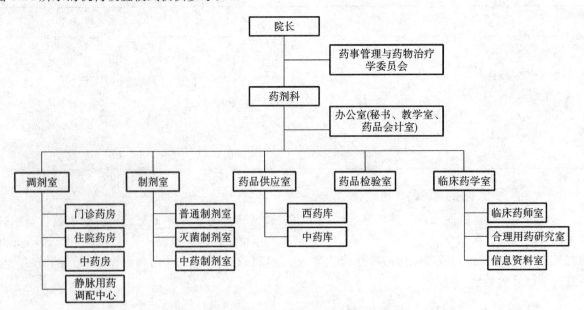

图 2-14 二级综合医院药学部门机构设置参考图

2.3 城镇和乡镇一级医院药学部门机构设置

城镇和乡镇一级医院,以及城镇社区医疗服务中心与医疗服务站、乡镇卫生院等基层医疗机构可设药房。根据各医疗机构具体情况开展相应的调剂和药学技术服务。其主要任务是做好药品调剂和保障药品供应工作,要从药学专业角度认真防范药害事件的发生;重视药师参与临床药物治疗,促进药物安全、有效、经济、合理地使用;做好用药安全教育和提供药物咨询服务。

3 医药机构药学部门岗位设置与职责

医疗机构药学部门根据医院功能、任务、规模、性质等因素,设置药学部主任、处方审核员、处方调剂员、药品采购员、药品保管员、药物制剂生产人员等岗位。

3.1 药学部主任

药学部主任全面负责药学部的业务、教学、科研、经营和行政管理工作,其工作职责主要如下。

（1）负责组织学习国家法律、法规和医院规章制度,落实法律、规章的遵守和执行情况,并进行监督检查,依法管药。

（2）负责制订药学部的建设规划、工作目标、工作计划和质量监控方案,组织实施,并定期或不定期检查、总结和汇报。

（3）负责组织学习行业技术规范、医院各项工作制度、工作程序、操作程序和服务规范,落实遵守、执行情况,并进行监督检查。

（4）负责组织拟定本院《基本用药目录》和药品请领、采购计划,经院领导批准后组织实施。

（5）负责本院药品招标的组织工作,组织平、战时的药品储备、采购、保管和供应。深入临床,了解用药需求,保证临床用药。

（6）负责药事管理委员会会议的召集和组织工作,负责药事管理委员会在闭会期间的日常工作,贯彻相关的药政法规,组织监督、检查全院的法规执行情况。

（7）负责组织药品调剂、药品质量检验工作,解决复杂、疑难技术问题。

（8）掌握国内外药学进展,负责组织论证新技术、新制剂、新药的开发。指导药物经济学、药品检验、临床药理、临床药学、药物不良反应、制剂等药学部的科研工作,组织实施新药的临床验证、评价工作,指导开展药物咨询工作,监督临床合理用药。

（9）负责开展科室各类人员的业务培训、人才培养和技术考核工作。

3.2 处方审核员

具有药师以上专业技术职务任职资格的人员负责处方审核、评估、核对、发药以及安全用药指导。工作职责主要如下。

（1）应当认真逐项检查处方前记、正文和后记的书写是否清晰、完整,并确认处方的合法性。

（2）应当对处方用药适宜性进行审核及所调配药品的审核并签字。审核内容包括:①规定必须做皮试的药品,处方医师是否注明过敏试验及结果的判定;②处方用药与临床诊断的相符性;③剂量、用法的正确性;④选用剂型与给药途径的合理性;⑤是否有重复给药现象;⑥是否有潜在临床意义的药物相互作用和配伍禁忌;⑦其他用药不适宜情况。

（3）药师经处方审核后,认为存在用药不适宜时,应当告知处方医师,请其确认或者重新开具处方。

3.3 处方调剂员

医疗机构调剂室处方调剂员应由具有一定理论知识和实践操作能力的药剂师及以上药学专业技术人员担任,其工作职责主要如下。

（1）在调剂室负责人的领导下进行工作,并接受上一级技术人员的指导。

（2）严格执行门诊、急诊、住院药房的各项规章制度。

（3）坚守岗位不得擅离职守。

（4）无特殊原因不得自行换班和无故缺勤,违反者按有关规定处理。

（5）认真执行《中华人民共和国药品管理法》,严格执行麻醉药品、精神药品、医疗用性药品的管理制度以及处方管理制度。

（6）调剂处方时必须做到"四查十对"：查处方，对科别、姓名、年龄；查药品，对药名、剂型、规格、数量；查配伍禁忌，对药品性状、用法用量；查用药合理性，对临床诊断。

（7）应当按照操作规程调剂处方药品。

3.4　药品采购员

药品采购员应由具有一定理论知识、实际工作能力强、业务技术熟练、工作作风严谨认真、遵纪守法、廉洁奉公、具有丰富工作经验的药学专业技术人员担任，其工作职责主要如下。

（1）根据药品保管员制定的药品采购申请计划，上报科主任和分管院长批准。按照批准的采购计划，按时完成采购任务，确有困难时应及时说明情况。

（2）严格遵守国家政策法规及院内有关采购药品的各项规章制度，把好药品质量关。

（3）负责发票的整理及审查工作，呈报科主任审核签字后送财务科。

（4）经常了解、掌握药品的价格、供应、质量等信息，熟悉医院临床用药情况和基本规律，把市场与临床需要有机结合起来。抢救患者的用药应及时采购，保证抢救药品的供应。

3.5　药品保管员

药品保管员的工作职责主要如下。

（1）负责编写药品和化学试剂的采购计划。对特需药品应及时申请购买或向负责人汇报。在保证临床用药的前提下，减少药品积压，加快周转。

（2）严格检查药品有无批准文号、批号、注册商标、有效期、进口药品的检验报告、注册证等，做到药品验收、入库准确及时，杜绝伪劣药品流入。

（3）负责配发药学部各科室的药品和全院各科的化学试剂等。

（4）严格麻醉药品、精神药品、毒性药品、危险品、贵重药品及有效期药品的管理，做到账物相符。

（5）应做到对在库药品定期养护，记录完善；实行药品效期管理，按时上报；药品分类摆放，货位明确；实行待检药品、合格品、清退药品、不合格药品分区色标管理制度。

（6）药库内应做到避光、通风、防虫、防鼠、防火、防盗、防水。药品按说明书的要求分库存放。定期记录温度、湿度，保证药品质量安全。

3.6　药物制剂生产人员

药物制剂生产人员主要负责全院制剂的生产、配制、供应，全院饮用纯净水的供应工作；负责编写和修订制剂生产工艺规程和操作规程及验证工作；根据临床需要制订制剂生产计划，严格按照制剂生产工艺规程和操作规程，依法配制制剂；正确使用、保养、维修仪器设备，保证仪器设备的正常运行等工作。

4　部分医疗机构药学部门简介

众所周知，我国的医学界有非常著名的"四大医学院"，这四大医学院被称为"北协和南湘雅、东齐鲁西华西"，也就是北京协和医学院、中南大学湘雅医学院、山东大学齐鲁医学院和四川大学华西医学中心。

（1）北京协和医院药剂科。

北京协和医院建成于1921年，是集医疗、教学、科研于一体的现代化综合三级甲等医院，是国家卫生健康委指定的全国疑难重症诊治指导中心，是较早承担高干保健和外宾医疗任务的医院之一，也是高等医学教育和住院医师规范化培训国家级示范基地、临床医学研究和技术创新的国家级核心基地。以学科齐全、技术力量雄厚、特色专科突出、多学科综合优势强享誉海内外。

北京协和医院药剂科是集药学服务、科研、教学和管理为一体的平台科室，负责药品的供应、调剂、合理用药及信息咨询等工作。在药品短缺的20世纪50年代，北京协和医院药剂科在院内制剂开发和工艺改进中做出了突出贡献，在陈兰英教授的带领下研制了新麻滴鼻液、咳四、松万、硅霜等一批疗效确切的院内制剂，协和硅霜更是协和医院的品牌之一。从80年代初开始就转让了妇炎宁阴道泡腾片、协和硅霜、B超耦合剂、碳酸钙片和戊酸雌二醇片等多个品种，践行了科研成果的转化。

北京协和医院药剂科形成了以药事管理、处方/医嘱点评、门诊药物咨询、患者标准化用药交代、药师会诊、多学科专科门诊(MDT)、音似形似药品管理、超说明书用药、罕见病用药、差错防范、抗菌药物处方点评项目(ASP)和临床药学等全方位的合理用药管理模式,是国内最早成立药事管理与药物治疗学委员会的医院。北京协和医院药剂科配备了包括整合发药机、智能药柜、静脉用药集中调配中心配液机器人、药品智能存储系统等在内的一系列自动化设备,还构建了以药物不良反应监测上报系统和高危药品警示系统组成的用药安全平台。

(2)中南大学湘雅医院药学部。

中南大学湘雅医学院(原湖南医科大学)为久负盛名的老校。创办于1914年,是我国第一所中外合办的医学院。学院教学、科研、医疗水平之高超,深受国人称赞。1992年,国家邮政部首次发行4枚科学家邮票,其中就有2枚分别是湘雅毕业生汤飞凡、张孝骞。

湘雅医院药学部创建于1907年,前身是湘雅医院药局,现已发展为集医疗、教学、科研为一体的综合性科室,下设"临床药学科""调剂科""制剂科""药品综合信息科""静脉用药调配中心"等部门。在20世纪40年代,湘雅医院药局自制的生理盐水、葡萄糖注射液,挽救了许多因霍乱吐泻脱水患者的生命,被社会誉为"济世救民"的医院。湘雅医院药学部是我国较早开展临床药学工作的单位之一,80年代初期就建立了国内领先的临床药学情报室,是全国首批成立的省级ADR监测中心之一。

(3)山东大学齐鲁医院药学部。

山东大学齐鲁医学院是负责山东大学医学人才培养、科学研究和社会服务的二级办学机构。齐鲁医学院历史可追溯至1864年,创办于山东登州的文会馆。

山东大学齐鲁医院药学部成立于2008年,承担着医院药事管理与药物治疗学委员会的日常工作,还承担着为医院药事管理决策提供技术支持、医院药品动态监测、药学相关数据上报、合理用药宣教、各相关部门工作协调、各级文件政策的上传下达以及山东省药事管理质量控制中心的工作任务。负责全院药品管理、临床药学、临床药师培训、药学专业技术服务等。药学部下设药品供应科、药品调剂科、静脉用药集中调配中心(PIVAS)、临床药学科、临床药理科、制剂科六个科室。PIVAS创立了"齐鲁模式",立足"全国看齐鲁"的行业地位,作为全国PIVAS的标杆,引领着PIVAS发展。

(4)四川大学华西医院临床药学部(药剂科)。

四川大学华西医院是中国西部疑难危急重症诊疗的国家级中心,医疗水平处于全国第一方阵,有一百二十多年的历史。它是中国一流、世界知名的医院,医疗水平处于全国先进行列。

四川大学华西医院临床药学部(药剂科)是集药品供应与调剂、制剂生产与检验、临床药学实践与教育、药学科研和教学为一体的综合性科室。临床药学部由药库、住院部药房、门诊药房、急诊药房、中药房、制剂室、质控室、肠外营养液调配室、静脉用肿瘤化疗药物调配室、药品不良反应监测室、临床药学室、临床药学与药品不良反应研究室组成。科室多人在中华医学会临床药学分会、中国药学会医院药学分会、中国药理学会药源性疾病学专业委员会等担任主委、副主委、常委等职务;多人在《中国医院药学杂志》《中国药房》《今日药学》等杂志担任副主编或编委。同时,四川大学华西医院临床药学部(药剂科)是四川省药事管理质控中心(华西片区)和四川省药品不良反应监测技术分中心,并作为全国首批卫生部临床药师培训试点基地之一。

项目五 药学事业性机构和组织

药学事业性机构和组织主要包括从事药学教育、科研的药学社会团体。随着科学技术和药学事业的发展,药学教育已形成多层次、多类型、多专业的办学体系。药学科研机构逐步从事业单位向企业性质的单位转化,药学社会团体的行业管理职能也有所加强。

1　药学教育组织

我国现代药学教育已经走过百年历史。目前,药学教育主要由高等药学教育(本、专科)、中等药学教育和药学继续教育三部分组成,形成全日制药学大学本、专科,中等学校药学专业,药学成人教育,在职药学人员继续教育与培训,药学硕士、博士培养,药学博士后流动工作站等多层次、多类型、多专业、多形式的教育体系。

2　药学科研组织

我国的药学科研组织有两类:一类是国家及各级政府设置的药物研究院所;另一类是附设在高等医药院校、大型制药企业和医疗机构中的药物研究所(室)。除大型制药企业的药物科研机构,其他均为国家投资兴办的事业单位,它们隶属于中国科学院、中国医学科学院、中医研究院、军事医学科学院等国家科学院系统和地方科学院系统,以及国家和各级政府卫生、医药和教育行政主管部门。

3　药学学术团队

我国药学学术团体主要是指中国药学会及经政府批准成立的与药学有关的各种协会。

3.1　中国药学会

中国药学会成立于1907年,是中国较早成立的学术团体之一,是由全国药学科学技术工作者自愿组成的依法登记成立的学术性、公益性、非营利性的法人社会团体。中国药学会是国际药学联合会和亚洲药物化学联合会成员。中国药学会主管单位为中国科学技术协会,办事机构为秘书处。中国药学会现有普通会员12万余人、高级会员4000余人、单位会员80余家,有13个工作委员会、35个专业委员会,主办25种学术期刊,有2个经济实体。

中国药学会的主要任务:开展国内外药学科学技术的学术交流,活跃学术思想,促进学科发展;发展与世界各国和地区药学学术团体、药学工作者的友好交往与合作;编辑出版发行药学学术、技术、信息、科普等各类期刊,组织编写药学图书资料及电子音像制品;举荐优秀药学科技人才,依照有关规定,经批准,表彰奖励优秀药学科技工作者;开展对会员和药学工作者的继续教育与培训工作;组织开展药学及相关学科的科学技术知识普及与宣传,开展医药产品展览、推荐及宣传活动,提供医药技术服务与推广科研成果转化等;反映会员和药学工作者的意见和建议,维护其合法权益;建立和完善药学科学研究诚信监督机制,促进科学道德和学风建设;接受政府委托,承办有关药学发展、药品监管等有关事项,组织会员和药学工作者参与国家有关的科学论证、科技与经济咨询,开展医药科技评价;举办为会员服务的事业和活动;依法兴办符合本会业务范围的社会公益事业等。

3.2　药学协会

我国的药学协会主要包括中国医药企业管理协会、中国药师协会、中国非处方药物协会、中国化学制药工业协会、中国医药商业协会和中国医药教育协会等。

(1)中国医药企业管理协会。

中国医药企业管理协会成立于1985年7月,经中华人民共和国民政部登记注册,是全国性的、非营利性的社会团体法人组织。

协会的基本任务:从医药经济发展的角度调查研究、发布交流、推广应用现代企业管理理论及实践经验;沟通企业与政府之间的联系,做好政府委托的工作;引导企业家(经营管理者)增强法治意识,学法、守法,积极支持企业依法维护和规范自身行为,维护企业自身合法权益;向会员单位提供咨询、培训和信息服务,提高医药企业整体素质;出版发行医药企业管理书籍、内部刊物及资料;表彰医药优秀企业和优秀企业家,树立榜样,提高企业知名度和社会声誉;开展医药企业的招商引资中介服务和产品宣传、展览推荐活动;组织交流国内外医药企业先进经验和管理创新成果;组织会员同有关的国际组织及国内外社会团体开展友好交往与合作,不断提高我国医药企业现代化生产经营的管理水平。

（2）中国药师协会。

中国药师协会前称为中国执业药师协会,成立于2003年2月,经民政部登记注册,是由具有药学专业技术职务或执业资格的药学技术人员及相关单位会员自愿结成的全国性、行业性、非营利性的社会组织。2014年5月,经民政部批准,正式更名为中国药师协会。中国药师协会业务范围如下所述。

①履行团体职责,加强药师的自律管理,规范药师的执业行为,维护药师的合法权益。

②参与法律、法规和规章的制定,宣传、贯彻、落实有关法律、法规及合理用药的政策措施。

③制定药师的职业规范、道德准则。

④协助政府有关部门制定全国合理用药管理的工作目标、工作方案、相关管理措施和管理规范。

⑤宣传、推广药学新理论、新知识、新技术、新方法,促进药学技术的发展和进步。

⑥组织开展国内外药学技术的学术交流与合作。

⑦组织开展相关课题研究,为政府制定相关的法律、法规提出建设性意见。

⑧开展药师队伍建设研究,加强药师继续教育管理,科学、有效地组织开展相关培训工作。

⑨依照有关规定,编辑出版《中国执业药师》杂志和有关书籍,宣传合理用药知识,向专业人员及公众提供药学信息和健康知识服务。

⑩经政府有关部门批准,表彰、奖励在医疗、预防、保健工作中,为推动合理用药、保障公众健康做出突出贡献的药师。

⑪承担政府委托的有关药学学术发展、药品合理使用、全民健康促进等方面的任务。

（3）中国非处方药物协会。

中国非处方药物协会（简称"OTC协会"）前称为中国大众药物协会,成立于1988年。由非处方药相关领域的生产企业、分销企业,研究、教育机构及媒体等单位组成。OTC协会是世界自我药疗产业协会的理事单位,积极参与国际交流与合作。

OTC协会的任务:沟通会员单位与政府有关部门的联系,提出有关非处方药生产、经营管理方面的政策法规建议;向会员单位提供咨询、培训和信息等各项服务;向广大消费者宣传普及自我药疗理念和知识;开展国际交流与合作。

（4）中国化学制药工业协会。

中国化学制药工业协会成立于1988年9月,是民政部核准登记的全国性社会团体法人,其业务主管单位是国务院国有资产监督管理委员会。协会现有会员单位360家,会员单位主营业务收入占化学制药全行业的65%以上,利润总额占60%左右。会员单位主要由从事（化学）药品生产的多种经济类型的骨干企业（集团）、省市医药行业协会、医药研究及设计单位和大中专院校等组成。

协会自成立以来,热情为会员单位服务,注重调查研究,反映会员单位的正当要求,维护会员单位的合法权益;向政府部门提出有利于我国制药工业发展的政策建议;利用多种渠道和方式为会员单位提供有价值的经济、技术、政策等国内外信息,开展咨询服务;进行了技术经济交流,引导绿色生产和节能减排等各项工作。

（5）中国医药商业协会。

中国医药商业协会是1989年经民政部批准成立的全国性社会经济团体,是医药商业相关企事业单位自愿结成的行业性、全国性、非营利性社会组织,目前拥有会员单位381家。协会的宗旨是为政府、行业和企业服务,促进医药经济和医药产业健康、稳定、可持续发展。

（6）中国医药教育协会。

中国医药教育协会于1992年7月成立,是经民政部批准的国家一级协会,是全国唯一的医药教育学术性社团组织,其主管部门是国务院国有资产监督管理委员会。

中国医药教育协会的业务范围是医药教育管理、业务培训、学术交流、专业展览、书刊编辑、咨询服务、国际合作。协会涉及的主要工作领域是高等药学教育、医药职业技术教育、药监系统和医药行业的岗位培训、医药行业继续教育、国际合作等。协会建立了全国医药教育网站,与中国药科大学、广东药学院共同主办了《药学教育》杂志。

中国医药教育协会自成立以来,根据协会的章程,在主管部门的指导下,积极开展工作,建立了具有特色的全国医药教育网络,成立了高等药学院校(系)委员会、职业技术教育委员会、成人教育委员会、医学模拟教育专业委员会、基础医学教育专业委员会和医药教育专家委员会。这6个委员会的建成,构成了协会工作的主体,包括高等药学教育、医药职业技术教育、医药成人从业人员的岗位培训和继续教育在内的医药教育部门的各个层次和专业领域。在教育层次上,涉及培养从中专生到博士生的多层次各类药学专门人才,以及培养在职的初级到高级的专业技术人员、行业管理干部,覆盖了医药教育的方方面面。

思 考 题

(1)质量检验员(QC)与质管员(QA)的岗位职责有何区别?

(2)开办药品经营企业的条件有哪些?

(3)简述医药行业发展现状、发展趋势以及国内外医药行业知名企业。

(4)为了交流科研、生产、教学等方面的成果、经验,推动药学事业的发展,中国药学会编辑出版了以药学各领域为内容的学术期刊。请各位同学自行登录中国药学会网站,查找其主办期刊有哪些?

模块三　认识药学类及药品相关岗位从业人员

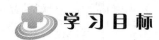

学习目标

(1) 了解职业资格证书与学历文凭的本质区别；

(2) 了解获得中药调剂员、药物制剂工、药物检验工、医药商品购销员等资格证书的途径；

(3) 熟悉取得执业药师资格证书所需的条件。

扫码看 PPT

项目一　岗位与资质要求

1　药品行业工作岗位及从业人员资质要求

(1) 工作岗位。

目前，我国药品行业主要分为两部分，即药品生产行业和药品经营行业。从业人员指在某行业从事社会劳动相应取得一定劳动报酬的各类人员。药品行业从业人员一般指在药品生产或经营行业，从事操作、销售、技术、管理等相关工作的各类人员，不同岗位对人员有不同的资质要求。常见药品行业工作岗位如图 3-1 所示。

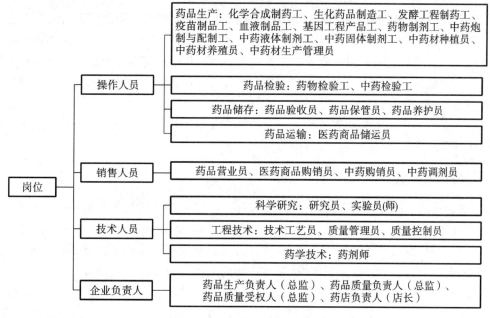

图 3-1　常见药品行业工作岗位

（2）从业人员资质要求。

作为特殊商品，药品的质量关乎人类生命健康，而药品质量和服务质量的优劣又依赖于药品行业从业人员素质的高低。因此《中华人民共和国药品管理法》《药品生产质量管理规范》《药品经营质量管理规范》都在这方面有相关的要求。

《中华人民共和国药品管理法》（2019 年修订）第四章"药品生产"中要求，从事药品生产活动的条件之一是有依法经过资格认定的药学技术人员、工程技术人员及相应的技术工人；第五章"药品经营"要求，从事药品经营活动的条件之一是有依法经过资格认定的药师或者其他药学技术人员。其中"依法经过资格认定"的具体含义是指获得相应学历及通过国家考试考核获得执业药师证书或专业技术职务证书。

我国《药品生产质量管理规范》（GMP）第三章"机构与人员"要求，药品生产企业应当配备足够数量并具有适当资质（含学历、培训和实践经验）的管理和操作人员。药品生产企业人员资质要求如图 3-2 所示。

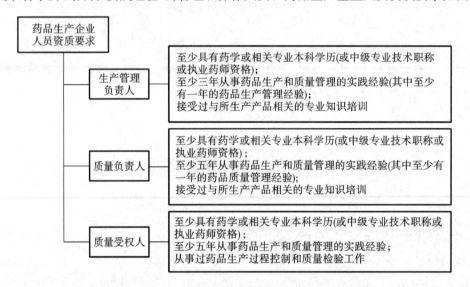

图 3-2　药品生产企业人员资质要求

我国《药品经营质量管理规范》（GSP）第二章"药品批发的质量管理"要求，企业从事药品经营和质量管理工作的人员，应当符合有关法律法规及本规范规定的资格要求，不得有相关法律法规禁止从业的情形。无论是对关键环节负责人或普通岗位人员都有具体要求，具体要求如图 3-3 所示。

我国 GSP 第三章"药品零售的质量管理"要求，药品零售企业的企业法定代表人或者企业负责人应当具备执业药师资格。企业应当按照国家有关规定配备执业药师，负责处方审核，指导合理用药。

质量管理、验收、采购人员应当具有药学或者医学、生物、化学等相关专业学历或者具有药学专业技术职称。从事中药饮片质量管理、验收、采购人员应当具有中药学中专以上学历或者具有中药学专业初级以上专业技术职称。

营业员应当具有高中以上文化程度或者符合省级药品监督管理部门规定的条件。中药饮片调剂人员应当具有中药学中专以上学历或者具备中药调剂员资格。

2　药学类专业从业人员状况

近年来，老龄化的加剧使得国人越加关注生物医药行业的发展，药品作为其中的物质载体之一，对于维护人民群众的身体健康有着举足轻重的作用。随着"中国制造 2025"的提出，生物医药这一创新性制造业将是未来国家发展、产业升级的关键点。因此，尽管有观点认为药品行业是传统夕阳工业，但我们持相反观点，药品行业仍然在快速发展中，并有广阔的前景。药品行业相关环节，包括研制、注册、生产、经营、使用及管理等，需要更多的人才加入，人才缺口持续扩大，而且要求具备更强的专业素质和能力。目前 GMP 和 GSP 的实施进入非认证、常态化运行阶段，以前重认证、轻实施的局面将一去不复返，药品生产、经营企业也需要更专业可靠的从业人员。

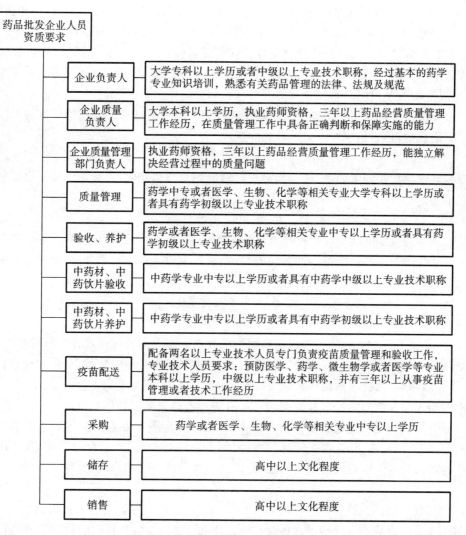

图 3-3 药品批发企业人员资质要求

据国家药监局网站公布,截至 2020 年 3 月底,全国注册执业药师共有 523204 人,注册率约为 60%,注册类别为药学类执业药师、中药学类执业药师、药学与中药学类执业药师(同时具有并在同一单位注册)。我国每万人口执业药师人数为 3.7 人,未达到"十三五"规划中每万人口 4 人的目标,药品行业对执业药师的需求还有待满足。注册的执业药师分布在零售企业的有 472455 人、医疗机构 12843 人、药品批发企业 33923 人、药品生产企业 3717 人、其他领域 286 人。注册于药品零售企业的执业药师占绝大多数,占注册总数的 90.3%。在执业药师注册人员中,本科及以上学历占比 18%,相比以往已有很大提高,但尚不能让人满意。药学或中药学专业占比 31%,医学、中医学专业占比 19%,其他相关专业占比约 50%。因此,国家执业药师队伍的学历和专业知识都有待进一步提高。

项目二 药学类岗位技能人员职业资格

1 基本概念

(1)职业、工种、岗位。

职业是具有一定特征的社会工作类别,它是一种或一组特定工作的统称。我们以往经常使用"工种""岗位"等概念,实质上就是将职业按不同需要或要求进行的具体划分。一般,一个职业包括一个或

Note

45

几个工种,一个工种又包括一个或几个岗位。因此,职业与工种、岗位之间是一种包含和被包含的关系。

工种是根据劳动管理的需要,按照生产劳动的性质、工艺技术的特征或者服务活动的特点而划分的工作种类。目前大多数工种是以企业的专业分工和劳动组织的基本状况为依据,从企业生产技术和劳动管理的普遍水平出发,为适应合理组织劳动分工的需要,根据工作岗位的稳定程度和工作量的饱满程度,结合技术发展和劳动组织改善等方面的因素进行划分的。

岗位是企业根据生产的实际需要而设置的工作位置。企业根据劳动岗位的特点对上岗人员提出的综合要求形成岗位规范,它构成企业劳动管理的基础。

职业、工种和岗位之间有着密切的内在联系。对职业进行分析和研究,首先要对职业进行科学的分类。职业分类客观地反映国家经济、社会和科技等领域的发展和变化,在某种程度上也反映了一个阶段的社会管理水平。

(2)技能。

因为劳动实质是工具的操作使用,技能多指操作能力,是指人在意识支配下所具有的肢体动作能力。技能一般认为由智能和体能两个部分构成,智能是其中最为重要的部分,只有提高智能才能提高技能,体能的影响相对较小。通常人们往往注意到了技能的动作性,而把这种动作能力包含的智能与体能两个要素分割开来,只看到其体能的一面,而忽略了其智能的一面。

(3)职业技能。

职业技能,是指人在职业活动范围内需要掌握的技能。由于其同时可能作为一种生活技能,故通常判断标准是与就业活动相关联。以化妆技能为例,大多数人日常生活中化妆,是作为一种悦人悦己的生活技能;而靠化妆为职业谋生,则是一种职业技能。

动作能力是人的技能结构层次最外层的表现形式。人的技能按动作划分可分为肢体技能和言语技能两大类。随着科技的进步和社会经济结构的变化,人的劳动就业方式发生了翻天覆地的变化。尤其在某些劳动岗位上,如技术研发、组织管理、项目策划和自动化控制等,信息的掌握、知识的运用和人际关系的协调将很大程度上左右人的职业技能,此即为心智技能。它的出现,反映了新经济形势下职业技能的变化。

职业技能具有以下三大特点。

一是职业技能的养成不同于知识的传统学习。学习形式上,职业技能的培养和训练必须在具体的工作实践中或模拟条件下的实际操作中进行,而不能像在课堂上灌输知识般讲授。因此,技能养成以知识学习为基础,然而知识学习再多也绝不可能代替技能的训练,熟练的技能更需要在长期不断的练习和实践中才能获得。

二是职业技能掌握后较难遗忘。需要注意的是,高层次技能的不断巩固和提高通常依靠科学规划的实践和培训,反复训练才得以实现。

三是各种职业的性质及其技能形式有差别,但职业本身没有贵贱高低之分。各种职业技能水平的高低不取决于它处在能力结构层次的什么位置,或采取何种表现形式,决定某一职业技能水平高低的主要因素有以下几点:①该项技能中所包含智能成分的比例大小;②该项技能所使用工具或手段的复杂程度、技术含量或复合性成分;③掌握该项技术的难度。一般来说,某种职业技能的服务范围和工作职责越大,其控制的工具和系统越复杂,对劳动者的智力和工作经验的要求越高,意味着这种职业技能水平的等级越高。同时,也需要更加严格的培训和长期的实践训练。反之亦然。

(4)职业技能鉴定。

职业技能鉴定是指按照国家规定的职业标准,通过政府授权的考核鉴定机构,对劳动者的专业知识和技能水平进行客观公正、科学规范的评价与认证的活动。

职业技能鉴定属于综合性社会考试,其对象是社会劳动者,其社会分工和行业分布涉及所有职业领域,并覆盖了各种性质的企事业单位,包括政府机关、教育和研究部门以及军事机构等;社会劳动者的个人身份包括在岗的各类人员,正在求职的或转岗的人员,以及在校接受培训的学生等多种类型;此外,从业人员还涉及不同等级层次的职业群体,包括最基层的办事员、熟练工,到管理岗位上最高层的首席执行官或总经理。由于职业技能鉴定对象在职业内容、劳动手段和环境条件上的复杂性,决定了职业技能鉴定方式的性质。职业技能鉴定以社会劳动者为鉴定对象,为适应社会就业和各行业用人需要而进行的综合性社会考试。

职业技能鉴定属于标准参照型考试,是以既定的职业技能等级标准为依据,来衡量社会劳动者是否达到职业或岗位要求的标准参照考试。它是由具有权威性的国家考试考核机构对社会劳动者从事某种职业所应掌握的技术理论知识和实际操作能力做出客观的测量和评价。如我们将打字录入速度定为每分钟60个字,这就是参照标准,只要达到这个标准的考生就算及格。这样,不管参考人数有多少,整体水平如何,这些考生可能全部过关,也可能全部都不及格,这种情况既是可能的,也是正常的。因为考试结果具有绝对性,一个考生能否达标不受其他考生成绩影响,只取决于它自己的考分与及格标准的关系。所有这种考试也称为水平考试或达标考试。而另外一种考试类型是常模参照考试,也称为选拔考试,与标准参考性考试不同,如中学升大学的入学考试,以及公务员招聘选拔考试等。

职业技能鉴定具有以下三个特点。

一是职业技能鉴定以职业活动为导向。在教育和考试领域中与职业活动导向相提并论的是知识体系导向或学科导向。在普通教育活动中,主要是以知识体系或学科的发展为导向。职业技能鉴定的特殊性质要求以职业活动为导向,以实际工作岗位的需要为依据。鉴定内容取决于职业标准,因此建立一个以职业活动为导向、以职业技能为核心的职业标准体系是职业技能鉴定的前提。在这个导向下培养出来的人才才能具备较强的实际操作能力,能解决具体工作中面临的各种复杂的问题,真正符合实际工作岗位的需要。

二是职业技能鉴定以实际操作为主要依据。学科导向的教育,注定了要在考场上以考分来比高低,因此,常常会出现学生高分低能的现象。而对劳动者的职业技能鉴定,注重其实际工作能力才能反映出考生是否真正适合工作岗位需要。传统课堂上的书面考试,很难达到考核的目的。职业技能培训和考核的目的是培养出职业或工作岗位上需要的人才。对劳动者的职业技能鉴定,注重的是劳动者会做什么,即实际操作能力,而不是劳动者知道什么。要证明一个人的实际工作能力,最直接最有效的方式就是在工作现场,靠实际表现来证明自己。这种鉴定考核的思路和方式是考试本质的回归,它摒弃了现代考试制度最不合理的成分,是改革传统考试制度的一个重要途径。当然,在进行鉴定时,通过模拟工作条件下的考核、符合实际工作任务要求的操作或正式上岗前的实习等方式也都可达到同样的效果。

三是职业技能鉴定以第三方认证原则为基础。在以往计划经济体制下,由于人力资本投入的主体不明确,企业在职业培训、员工招聘和调配上都是按国家计划执行。劳动者的职业资格认证成为政府指导下的企业行为,采取了由企业自我培训、自我考核和自我认证的方式。在市场经济体制下,保证对全社会的考核实现公平和公正的原则,很难在就业竞争、员工培训和人才流动方面,兼顾和协调社会劳动力供需双方的利益。我国建立职业技能鉴定和职业资格证书制度以来,开始采用第三方认证模式,这是我国在人力质量认证和管理方式上的一个根本性变革,对于提高我国人力资源质量评价系统的科学性和权威性有重要作用。《中华人民共和国劳动法》规定:国家确定职业分类,对规定的职业制定职业技能标准,实行职业资格证书制度,由经过政府批准的考核鉴定机构负责对劳动者实施职业技能考核鉴定。这明确了职业技能鉴定由政府行政部门负责管理、指导和监督,由政府批准的技能鉴定机构直接进行操作。技能鉴定机构在组织、职能和利益上独立于用人单位和劳动者,能代表劳动力供需双方或社会的共同利益,在认证方式和考试技术上具有一定权威性,并且能建立一个高度统一的质量保障体系。这就从法律上以及组织制度和贯彻实施上保证了技能鉴定和资格认证的合法性、公正性和科学性。这种第三方认证模式的变革符合现代市场经济的要求,有利于促进劳动力市场的建设,降低劳动力市场运行成本。建立第三方认证模式亦符合国际通行的规则,有利于我国人力资源开发逐步与国际接轨,并为我国参与国际经济竞争创造条件。

开展职业技能鉴定,推行职业资格证书制度,是落实国家提出的"科教兴国"战略方针的重要举措,也是我国人力资源开发的一项战略措施。这对于提高劳动者素质、促进劳动力市场的建设、深化国有企业改革以及促进经济发展都具有非常重要的意义。

国家职业技能鉴定方式分为理论知识考试和操作技能考核两部分。

理论知识考试一般采取笔试。理论知识考试试题所考的内容是本职业本等级活动所必备的知识,试题的形式与考查的内容相结合。

操作技能考核是职业技能鉴定的核心内容,是区别于其他国家考试制度的突出特征。考核可采取现场操作、模拟现场操作、问题答辩等方式。操作技能考核试题的基本内容包括以下几个方面。①准备要求:完成本试题要求的操作所需要准备的前提条件,如材料、设备及其他相应的准备条件,一般分为鉴定机构准备要求和考生准备要求两部分。②考核要求:主要包括本题分值、考核时间、考核具体要求和是否定项说明。考核具体要求一般采用鉴定点下统一的考核要求,如有特殊需要,可进行补充。③配分与评分标准:一般采用鉴定点下统一的配分与评分标准,如有特殊需要,可进行补充。

(5) 职业资格证书。

职业资格是社会经济部门或行业根据某一职业的工作目标和任务,对从事这一职业的人员提出必备的专业知识、职业技能和工作能力的基本要求。劳动者通过职业技能鉴定,可从社会权威认证机构获得对自己技能水平和从业资格的认可,其主要形式是职业资格证书。职业资格证书是反映劳动者具备某种职业所需要的专门知识和技能的证明。职业资格包括从业资格和执业资格。从业资格是指从事某一专业(职业)学识、技术和能力的起点标准。执业资格是指政府对某些责任较大,社会通用性强,关系公共利益的专业(职业)实行准入控制,是依法独立开业或从事某一特定专业(职业)学识、技术和能力的必备标准。

我国职业资格证书分为五个等级:一级(高级技师)、二级(技师)、三级(高级)、四级(中级)和五级(初级)。根据《国家职业标准制定技术规程》的有关规定,各等级的具体标准如图3-4所示。

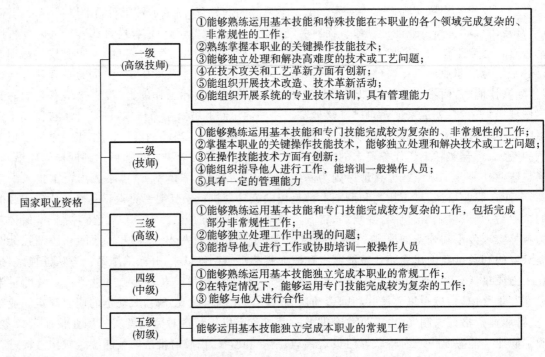

图3-4 职业资格证书等级

(6) 双证书制度。

双证书制度是指学历文凭和职业资格证书制度。职业教育实行双证书制度,是社会的需要和高等职业教育自身的特性。

实行双证书制度是国家政策法规的要求。《中共中央关于建立社会主义市场经济体制若干问题的决定》指出:要制订各种职业的资格标准和录用标准,实行学历文凭和职业资格证书制度。国务院关于《中国教育改革和发展纲要》的实施意见进一步明确:大力开展多种形式的职业培训;认真实行"先培训、后就业""先培训、后上岗"的制度,使城乡新增劳动力上岗前都能受到必需的职业训练;在全社会实行学历文凭和职业资格证书并重的制度。《中华人民共和国职业教育法》规定:实施职业教育应当根据实际需要,同国家制定的职业分类和职业等级标准相适应,实行学历证书、培训证书和职业资格证书制度,并明确学历证书、培训证书按照国家有关规定,作为职业学校、职业培训机构的毕业生、结业生从业的凭证。这是实行双证书制度的法律依据和政策保证。

实行双证书制度是社会人才市场的要求。随着社会经济的发展,人才市场对从业人员素质的要求越来越高,特别是对高级技能型人才的需求更讲究适用、效率和效益,要求应职人员职业能力强,上岗快。这就要求高等职业院校的毕业生,在校期间就要完成上岗前的职业训练,具有独立从事某种职业岗位工作的能力。职业资格证书是高职毕业生职业能力的证明,谁持有的职业资格证书多,谁的从业选择性就大、就业机会就多。

实行双证书制度是高职教育自身的特性。高等职业教育是培养面向基层生产、服务和管理第一线的高级技能型人才。双证书是技能型人才的知识、技能、能力和素质的体现和证明,特别是技术等级证书或职业资格证书是高等职业院校毕业生能够直接从事某种职业岗位的凭证。因此,实行双证书制度是高等职业教育自身的特性和实现培养目标的要求。

2 药学类岗位技能人员从业资格

根据《中华人民共和国职业分类大典》和已发布国家职业技能标准,药学类岗位技能人员主要有化学合成制药工、药物制剂工、药物检验工、医药商品购销员、中药购销员、中药调剂员、医药商品储运员、药剂师等。

(1)化学合成制药工。

化学合成制药工是指使用专用设备,控制化学单元反应及单元操作,生产药物原料的人员。化学合成制药工的工作内容见图3-5。

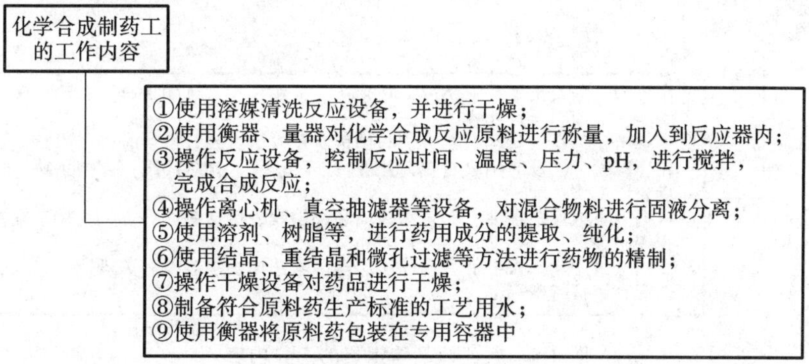

化学合成制药工的工作内容
①使用溶媒清洗反应设备,并进行干燥;
②使用衡器、量器对化学合成反应原料进行称量,加入到反应器内;
③操作反应设备,控制反应时间、温度、压力、pH,进行搅拌,完成合成反应;
④操作离心机、真空抽滤器等设备,对混合物料进行固液分离;
⑤使用溶剂、树脂等,进行药用成分的提取、纯化;
⑥使用结晶、重结晶和微孔过滤等方法进行药物的精制;
⑦操作干燥设备对药品进行干燥;
⑧制备符合原料药生产标准的工艺用水;
⑨使用衡器将原料药包装在专用容器中

图3-5 化学合成制药工的工作内容

(2)药物制剂工。

药物制剂工是指在药品生产企业中直接从事药品生产操作的人员。药物制剂工的主要工作是操作制剂设备、器具,在特定条件下,将原料药加工成符合标准的医用药品(图3-6)。

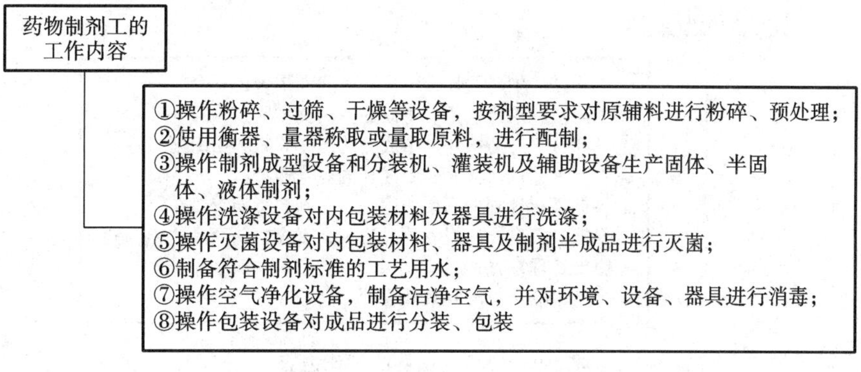

药物制剂工的工作内容
①操作粉碎、过筛、干燥等设备,按剂型要求对原辅料进行粉碎、预处理;
②使用衡器、量器称取或量取原料,进行配制;
③操作制剂成型设备和分装机、灌装机及辅助设备生产固体、半固体、液体制剂;
④操作洗涤设备对内包装材料及器具进行洗涤;
⑤操作灭菌设备对内包装材料、器具及制剂半成品进行灭菌;
⑥制备符合制剂标准的工艺用水;
⑦操作空气净化设备,制备洁净空气,并对环境、设备、器具进行消毒;
⑧操作包装设备对成品进行分装、包装

图3-6 药物制剂工的工作内容

(3)药物检验工。

药物检验工是指在药品生产企业中从事药物质量检验及质量控制的人员。药物检验工的主要工作是对原料药、制剂等化学药物的成品、半成品及原辅料进行检验、检查、检定、试验和分析(图3-7)。

药物检验工的工作内容

①采集样品;
②使用仪器设备配制培养基;
③选育菌种,进行微生物发酵分析;
④对原料药、制剂等化学药物的成品、半成品及原辅料进行常规理化分析;
⑤进行无菌检查;
⑥检定抗生素药品的效值;
⑦监督生产控制区的环境条件;
⑧检查生产洁净区的尘埃粒子数和菌落数;
⑨检查各车间工序工艺、操作规程等质量管理制度的落实情况;
⑩记录、计算、判定检验数据;
⑪协助主检人员完成检验报告;
⑫检查、维护仪器设备;
⑬负责检验室卫生、安全工作

图 3-7　药物检验工的工作内容

下列工种归入本职业:灯检工、制剂质量检查工、制剂试验工、原料药试验工、药物分析工、微生物检定工、药理试验工。

（4）医药商品购销员。

医药商品购销员是指在药品生产、经营企业中从事医药商品采购、供应、销售及咨询服务的人员。医药商品购销员的工作内容见图 3-8。

医药商品购销员的工作内容

①按采购计划及市场需求情况,与生产、批发企业签订购货合同,购进医药商品,并填制、传递相关凭证;
②了解市场信息,运用营销方法与销售对象接洽,签订供货合同,进行供货和合同管理,及时回收货款,并进行推广新品、介绍代用、调剂余缺、缺货登记工作;
③根据处方或用户需要,销售医药商品,填制、传递销售凭证,为用户提供咨询服务;
④严格按《中华人民共和国药品法》等国家法律、法规及有关规定,采购、供应、销售特殊药品

图 3-8　医药商品购销员的工作内容

（5）中药购销员。

中药购销员是指在药品生产、经营企业中从事中药采购、销售、供应及咨询服务的人员。中药购销员的工作内容见图 3-9。

中药购销员的工作内容

①中药材、中药饮片、中成药采购和销售;
②中药材、中药饮片、中成药真伪优劣鉴别;
③中药材、中药饮片、中成药的入库验收和出库复核;
④中药材、中药饮片、中成药的保管养护;
⑤根据供货计划,制单、记账,做到账货相符;
⑥根据经济合同法规和药品法规,审查中药商品购销合同,提出处理意见;
⑦中药市场信息的收集和管理

图 3-9　中药购销员的工作内容

（6）中药调剂员。

中药调剂员是指在医疗机构、药品零售企业从事中药饮片调配、中成药配方、临方制剂配制的人员。中药调剂员的工作内容见图 3-10。

下列工种归入本职业:中药调剂员、中药临方制剂员。

中药调剂员的
工作内容

①审核中医处方药味、名称、剂量、用法、处方脚注、配伍禁忌、妊娠禁忌、毒麻药超剂量及处方笔误等内容；
②计算中药价格；
③按处方进行中药饮片的调配；
④对调配后的药剂进行复检；
⑤将中药饮片进行临时炒、炙处理；
⑥按照处方要求，将处理后的原料、辅料配制成丸、膏等临方制剂；
⑦按照医生处方或患者需要问病发药，并解答中成药、中药饮片的疗效、质量、用法、用量及煎煮方法等问题

图 3-10　中药调剂员的工作内容

（7）医药商品储运员。

医药商品储运员是指从事医药商品调配、保管和养护的人员。医药商品储运员的工作内容见图 3-11。

医药商品储运员
的工作内容

①验收入库商品，填制入库凭证和台账，核查商品的商标、文号、有效期、化验报告；
②根据商品的理化性能、生产批号安排仓位，建立商品卡，进行商品盘点、对账；
③运用库房设施，控制和调节库房温度和湿度，对库房商品进行抽验、盘库、翻库等保管护；
④根据库存商品发货原则，填制出库凭证和台账，验发出库商品；
⑤对外运商品，根据业务开单、不同商品理化属性和运输要求，使用专用设备进行配装、拼装等，填制单据、凭证，按程序流转归档；
⑥使用专用设备清洗、消毒分装容器，按不同规格、要求和分装流程，选用包装材料分装药品、化学试剂，添置分装商品的报表、台账；
⑦组织医药商品运输，根据商品数量、理化性质、运输去向、安排运输方式、路线，向外办理运托，向内办理进站、进港，调入商品提货、传递票据凭证，进行运输查询和技术安全处理品、化学试剂，添置分装商品的报表、台账。

图 3-11　医药商品储运员的工作内容

（8）西药剂师。

西药剂师是指从事西药配置、配伍、调剂和检验并指导患者用药的专业人员。西药剂师的工作内容见图 3-12。

西药剂师的
工作内容

①按照医师处方，向患者发放药物；
②向院内各部门分发药品，并保留发出和退回的全部药物清单；
③严格控制、记载麻醉品、成瘾药品的使用并进行管理；
④向患者介绍服用方法等用药常识；
⑤进行治疗药物血中浓度监测，向医师提供合理用药的依据；
⑥对药品进行全面质量监控，收集整理药物质量、疗效、不良反应及药物治疗费用等方面的信息资料；
⑦保存配方档案，保证对临床用药的供应等

图 3-12　西药剂师的工作内容

（9）中药师。

中药师是指从事中药生产经营管理、质量监督及中药调配的专业人员。中药师的工作内容见图 3-13。

中药师的
工作内容

①对中药材生产收购、饮片加工炮制、中成药生产制备进行技术指导和质量管理；
②对中药质量进行监督、检查、抽验；
③对符合质量要求的中药品种进行购销、储存、管理；
④将中药材加工为丸、散、膏、丹、片、霜、液体等剂型；
⑤制备医疗单位内部制剂，进行处方配伍、质量控制、稳定性检查、药效及毒性等研究；
⑥对医师处方进行审方、调配、复核；
⑦向患者发放药物并向患者说明用药注意事项；
⑧保存配方档案，保证对临床用药的供应等

图 3-13　中药师的工作内容

项目三　药学类专业技术人员职业资格

1　药学类专业技术人员准入职业资格

执业药师是指经全国统一考试合格,取得执业药师资格证书并经注册登记,在药品生产、经营、使用单位中执业的药学技术人员。我国实行执业药师资格制度是对药学技术人员实行的职业准入控制,确保药品质量,保障人民用药的安全有效。凡从事药品生产、经营、使用的单位均应配备有相应的执业药师,并以此作为开办药品生产、经营、使用单位的必备条件之一。

(1)执业药师职责。

执业药师是负责提供药物知识及药事服务的专业人员。其职责如下所述。

①必须遵守职业道德,忠于职守,以对药品质量负责、保证人民用药安全有效为基本准则。

②必须严格执行《中华人民共和国药品管理法》及国家有关药品研究、生产、经营、使用的各项法规及政策。执业药师对违反《中华人民共和国药品管理法》及有关法规的行为或决定,有责任提出劝告、制止、拒绝执行并向上级报告。

③在执业范围内负责对药品质量的监督和管理,参与制定、实施药品全面质量管理及对本单位违反规定的处理。

④负责处方的审核及监督调配,提供用药咨询与信息,指导合理用药,开展治疗药物的监测及药品疗效的评价等临床药学工作。

(2)申请要求。

凡中华人民共和国公民和获准在我国境内就业的其他国籍的人员具备以下条件之一者,均可申请参加执业药师资格考试。

①取得药学类、中药学类专业大专学历,在药学或中药学岗位工作满5年。

②取得药学类、中药学类专业大学本科学历或学士学位,在药学或中药学岗位工作满3年。

③取得药学类、中药学类专业第二学士学位、研究生班毕业或硕士学位,在药学或中药学岗位工作满1年。

④取得药学类、中药学类专业博士学位。

⑤取得药学类、中药学类相关专业相应学历或学位的人员,在药学或中药学岗位工作的年限相应增加1年。

这里的相关专业是指化学专业、医学专业、生物学专业。

(3)考试要求。

执业药师资格实行全国统一大纲、统一命题、统一组织的考试制度。一般每年举行一次,考试时间一般安排在每年的10月中旬。国家药品监督管理局负责组织拟定考试科目和考试大纲、编写培训教材、建立试题库及考试命题工作。按照培训与考试分开的原则,统一规划并组织考前培训。人事部负责组织审定考试科目、考试大纲和试题,会同国家药品监督管理局对考试工作进行监督、指导并确定合格标准。

(4)证书颁发。

执业药师资格考试合格者,由各省(自治区、直辖市)人事(职改)部门颁发人事部统一印制的、人事部与国家药品监督管理局用印的中华人民共和国执业药师资格证书。该证书在全国范围内有效。

(5)注册要求。

执业药师资格实行注册制度。国家药品监督管理局为全国执业药师资格注册管理机构,各省(自治区、直辖市)药品监督管理局为注册机构。人事部及各省(自治区、直辖市)人事(职改)部门对执业药师注册工作有监督、检查的责任。取得执业药师资格证书者,须按规定向所在省(自治区、直辖市)药品监督管理局申请注册。经注册后,方可按照注册的执业类别、执业范围从事相应的执业活动。未经注册者,不得以执业药师身份执业。

申请注册者,必须同时具备以下四个条件:①取得执业药师资格证书;②遵纪守法,遵守药师职业道德;③身体健康,能坚持在执业药师岗位工作;④经所在单位考核同意。

经批准注册者,由各省(自治区、直辖市)药品监督管理局在执业药师资格证书中的注册情况栏内加盖注册专用印章,同时发给国家药品监督管理局统一印制的中华人民共和国执业药师注册证,并报国家药品监督管理局备案。执业药师只能在一个省(自治区、直辖市)注册。执业药师变更执业地区、执业范围应及时办理变更注册手续。执业药师注册有效期为五年,有效期满前三个月,持证者必须到注册机构办理再次注册手续。再次注册者,除须符合上述的四个条件,还必须有参加继续教育的证明。

执业药师有下列情形之一的,由所在单位向注册机构办理注销注册手续:①死亡或被宣告失踪的;②受刑事处罚的;③受取消执业资格处分的;④因健康或其他原因不能或不宜从事执业药师业务的。

凡注销注册的,由所在省(自治区、直辖市)的注册机构向国家药品监督管理局备案,并由国家药品监督管理局定期公告。

首次申请注册的人员,必须填写执业药师首次注册申请表一式二份,并提交以下材料:①执业药师资格证书;②身份证明复印件;③近期1寸免冠正面半身照片4张;④县级(含)以上疾病预防控制机构出具的本人6个月内的健康体检表原件及复印件,核对无误后将原件退回本人,其复印件留档;⑤执业单位证明;⑥注册执业单位合法开业的证明复印件(药品经营许可证,或药品生产许可证,或医疗机构执业许可证复印件,并加盖公章);⑦取得执业药师资格证书一年后申请注册的,须提交执业药师继续教育登记证书。

2 药学类专业技术人员水平评价职业资格

2.1 工程系列技术职称

工程系列技术职称是为生产建设、勘察设计、科学研究、技术开发和技术管理等工作岗位的工程技术人员设置的技术职务。聘任或任命技术职称的主要依据是担任技术职务的工程技术人员,必须具备履行相应职责的实际工作能力和相应的业务知识与技术水平(图3-14),并应具备相应的理工学科的学历和从事技术工作的资历(图3-15)。工程系列技术职称从高到低依次为高级工程师、工程师、助理工程师、技术员。

2.2 全国卫生专业技术资格考试

为适应我国人事制度的改革,由人力资源和社会保障部、卫生部(现变更为卫健委)共同组织实施了卫生专业技术资格考试。初、中级卫生专业技术资格考试实行全国统一组织、统一考试时间、统一考试大纲、统一考试命题、统一合格标准的考试制度,原则上每年进行一次,一般在5月中旬举行。高级资格的取得均实行考评结合方式。

(1)申请要求。

参加卫生专业技术资格考试的人员,应具备下列基本条件。

①遵守我国的宪法和法律。

②具备良好的医德医风和敬业精神。

参加药学、护理、技术专业初级资格考试的人员,除具备以上基本条件,还必须具备相应专业中专以上学历。

参加预防医学、全科医学、药学、护理、技术专业中级资格考试的人员,除具备上述所规定的条件,还必须具备下列条件之一。

①取得相应专业中专学历,受聘担任医(药、护、技)师职务满七年。

②取得相应专业大专学历,从事医(药、护、技)师工作满六年。

③取得相应专业本科学历,从事医(药、护、技)师工作满四年。

④取得相应专业硕士学位,从事医(药、护、技)师工作满两年。

⑤取得相应专业博士学位。

符合条件的人员,由本人提出申请,经所在单位审核同意,按规定携带有关证明材料到当地考试机

工程系列技术职称部门要求

高级工程师(高级职称)

生产、技术管理部门：
①具有解决在生产过程或综合技术管理中本专业领域重要技术问题的能力；
②有系统、广博的专业基础理论知识和专业技术知识，掌握本专业国内外现状和现代管理的发展趋势；
③有丰富的生产、技术管理工作经验，在生产、技术管理工作中有显著成绩和社会、经济效益；
④能够指导工程师的工作和学习

研究、设计部门：
①具有独立承担重要研究课题或有主持和组织重大工程项目设计的能力，能解决本专业领域的关键性技术问题；
②有系统、坚实的专业基础理论知识和专业技术知识，掌握本专业领域国内外现状和发展趋势；
③有丰富的工程技术研究、设计实践经验，取得过具有实用价值或显著社会经济效益的研究、设计成果，或发表过有较高水平的技术著作、论文；
④能够指导工程师、研究生的工作和学习

工程师(中级职称)

生产、技术管理部门：
①基本掌握现代生产管理和技术管理的方法，有独立解决比较复杂的技术问题的能力；
②能够灵活运用本专业的基础理论知识和专业技术知识，熟悉本专业的国内外现状和发展趋势；
③有一定的从事生产技术管理的实践经验，取得有实用价值的技术成果和经济效益；
④能够指导助理工程师的工作和学习

研究、设计部门：
①有独立承担较复杂项目的研究、设计工作能力，能解决本专业范围内比较复杂的技术问题；
②较系统地掌握本专业的基础理论知识和专业技术知识，熟悉本专业的国内外现状和发展趋势；
③有一定的从事工程技术研究、设计工作的实践经验，能吸收、采用国内外先进技术，在提高研究、设计水平和经济效益方面取得一定成绩；
④能够指导助理工程师的工作和学习

助理工程师(初级职称)

①具有完成一般性技术工作的实际能力；
②能够运用本专业的基础理论知识和专业技术知识

技术员(初级职称)

①具有完成一般技术辅导性工作的实际能力；
②初步掌握本专业的基础理论知识和专业技术知识

图 3-14 工程系列技术职称部门要求

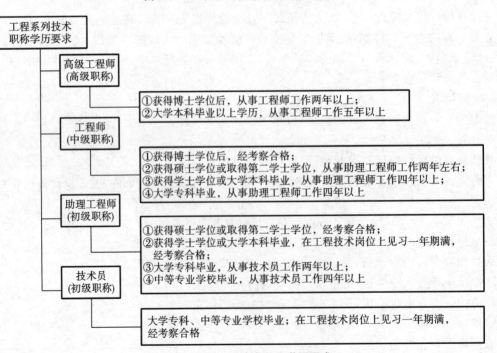

图 3-15 工程系列技术职称学历要求

Note

构报名,经考试管理机构审核合格后,领取准考证,凭准考证在指定的时间、地点参加考试。

(2)考试要求。

卫生专业技术资格考试相应专业各科目成绩实行两年为一个周期的滚动管理办法,在连续两个考试年度内通过同一专业四个科目的考试,可取得该专业资格证书。技术专业技术资格考试合格者,由各省(自治区、直辖市)人事(职改)部门颁发人事部统一印制人事部、卫生部用印的专业技术资格证书。该证书在全国范围内有效。

(3)卫生系列药学(中药学)专业技术资格(职称)。

卫生系列药学(中药学)专业技术资格(职称)从高到低依次为主任药师、副主任药师、主管药师、药师、药士(图 3-16)。

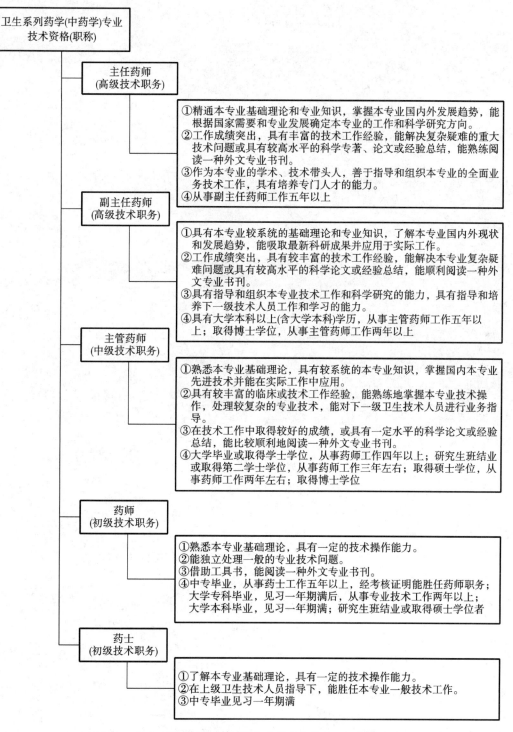

图 3-16 卫生系列药学(中药学)专业技术资格(职称)相关要求

Note

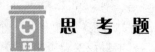

思 考 题

(1) 职业资格证书与学历文凭有何本质上的区别?

(2) 简述获得中药调剂员(或药物制剂工、药物检验工、医药商品购销员等)资格证书的条件。

(3) 获得执业药师资格证书需要哪些条件?

模块四　认识药学类专业教育

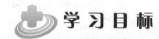

学习目标

（1）能简述药学教育体系的构成，列举药学专业不同层次学历提升的路径；

（2）能自主查询提升学历所需条件，找出提升学历所能填报的专业；

（3）能全面认识专业，剖析培养目标，树立正确的价值观和人生观，把握社会需求与人才培养间的逻辑关系，为制订学习计划打下基础。

扫码看PPT

项目一　药学教育体系

　　教育体系是指互相联系的各种教育机构的整体或教育大系统中的各种教育要素的有序组合。教育体系有广义和狭义之分，狭义的教育体系，或称教育结构体系，是指各级各类教育构成的学制。广义的教育体系，包括教育结构体系和服务体系，服务体系包括人才预测体系、教育管理体系、师资培训体系、课程教材体系、教育科研体系、经费筹措体系等。

　　药学教育体系是指互相联系的各种药学教育机构的整体或药学教育大系统中的各种教育要素的有序组合。本项目简要介绍我国药学教育结构体系，包括药学中职教育、高职高专教育、本科教育、研究生教育等，并结合相关政策对各层次间的贯通培养和较低层次的上升途径作简要介绍。项目二、项目三以高职层次的药学及相关专业为例，介绍专业设置。我国各层次的药学教育，由国家统一设置专业目录，制定指导性专业教学标准，实施专业申报与审批制度，并对专业设置、专业调整进行统一管理。国家教育行政管理部门以五年为一个周期，通过对人才培养工作评估的方式，实施对专业建设的监督和管理。

　　为贯彻《国家职业教育改革实施方案》，加强职业教育国家教学标准体系建设，落实职业教育专业动态更新要求，推动专业升级和数字化改造，2021年教育部组织对职业教育专业目录进行了全面修（制）订，形成了《职业教育专业目录（2021年）》，下面所列举的中高职专业归类及名称均来自此目录。

1　药学中职教育

　　发展中等职业教育是普及高中阶段教育和建设中国特色职业教育体系的重要基础。国家教育行政管理部门以符合中等职业教育层次，有利于学生就业和职业生涯发展为原则，根据国家职业分类和职业标准，科学合理布局，在医药卫生类设置了药剂、中药等8个药学及药品相关专业，具体信息见表4-1。中职药学类专业招收初中毕业生或具有同等学力者，学制为三年，多以"2＋1"模式分配在校学习和顶岗实习时间。

Note

57

表 4-1　中职药学类专业目录

专业大类及代码	专业名称及代码	专业方向	对应职业（工种）	职业资格证书举例	基本学制	续接专业（高职/本科）
医药卫生大类（72）	药剂（720301）	药品营销、临床调剂、药品物流	西药药剂员、医药商品购销员、医药商品储运员、药房发药员、药物检验工、药物制剂工	药学士、西药药剂员、医药商品购销员、医药商品储运员、药物制剂工	3 年	高职：药学、医药营销、保健品开发与管理　本科：应用药学、药物制剂
	中药（720403）	中药调剂、中药购销、中药材种植	中药调剂员、中药购销员、中药检验员、中药材种植员、中药材养殖员、中药材生产管理员、医药商品储运员	中药学士、中药调剂员、中药购销员、中药检验工、中药材养殖员	3 年	高职：中药、中药鉴定与质量检测技术　本科：中草药栽培与鉴定、中药学、中药资源与开发
	中药制药（720407）	中药制药技术、现代重要技术、药物制剂技术	中药炮制与配置工、中药液体制剂工、中药固体制剂工、中药材检验工、中药材种植员、中药材生产管理员、医药商品储运员	药物制剂工、中药检验工	3 年	高职：中药制药技术、现代中药技术、药物制剂技术　本科：制药工程
食品药品与粮食大类（69）	制药技术应用（690201）	药物制剂、药物调剂、化学制药	药物制剂工、化学合成制药工、生化药品制造工、发酵工程制药工、医药商品储运员	药物制剂工、化学合成制药工	3 年	高职：药物制剂技术、生化制药技术、药学制药技术　本科：制药工程、药物制剂
	生物制药工艺（690202）	生物制药技术、发酵工程技术	生化药品制造工、发酵工程制药工、疫苗制品工、血液制品工、基因工程产品工、药物制剂工	生化药品制造工、发酵工程制药工、疫苗制品工、血液制品工、基因工程产品工	3～4 年	高职：生物制药技术、生化制药技术、微生物技术与应用　本科：制药工程、生物工程
	药品食品检验（690204）	药品质量检验、保健品检验、化妆品检验、食品安全检验	药物检验工、中药检验工、化学检验工、食品检验工	药物检验工、化学检验工、食品检验工	3 年	高职：药品质量检测技术、药物分析技术、保健品开发与管理　本科：应用药学、制药工程
	制药设备维修（690205）	制剂设备维修、中药/化学制药设备维修	精密仪器仪表修理工、电子精密机械装调工、机修钳工	精密仪器仪表修理工、机修钳工、维修电工	3 年	高职：制药设备应用技术

续表

专业大类及代码	专业名称及代码	专业方向	对应职业（工种）	职业资格证书举例	基本学制	续接专业（高职/本科）
食品药品与粮食大类（69）	医疗器械维修与营销（690207）	医疗器械设备维修与售后服务、医疗器械设备营销、医用电子仪器营销与维修	医疗器械装配工、医疗器械检验工、精密仪器仪表修理工、电子精密机械装调工、医学设备管理师、机修钳工	医疗器械装配工、医学设备管理师	3年	高职：医疗器械制造与维护、医疗仪器维修技术、医用电子仪器与维护、医学影像设备管理与维护、医疗电子工程、医用治疗设备应用技术、临床工程技术 本科：机械设计制造及其自动化、医学技术、电气工程及其自动化

2　药学高职高专教育

2.1　高职高专药学类及药品相关专业设置

发展高等职业教育是优化高等教育结构和培养大国工匠、能工巧匠的重要方式，高等职业教育以培养服务区域发展的高素质技术技能人才为目标。教育行政部门为了促进高等职业教育人才培养与经济社会发展实际需要更加吻合，合理规划高职专业布局，以职业岗位群为主兼顾学科分类，设置与划分高职高专专业。

高职高专药学类及药品相关专业分类见表4-2。

表4-2　高职高专药学类及药品相关专业目录

专业大类及代码	专业类别及代码	专业名称及代码	对应职业（工种）举例	职业资格证书举例	基本学制	继续学习专业举例
生物与化工大类（47）	生物技术类（4701）	药品生物技术（470102）	在发酵、产品分离提取、菌种培养、动植物细胞培养等岗位群，从事生产操作、设备使用和维护、生产过程质量监控、工艺与设备管理、技术研发辅助、生物产品检验检疫、生物产品销售等工作	发酵工、微生物培菌工、发酵工程制药工	3年	本科：生物技术、生物工程
食品药品与粮食大类（49）	药品与医疗器械类（4902）	药品生产技术（490201）	在化学原料药、生物药、中药、药物制剂及民族药等岗位群，从事药品生产和质量控制等	化学合成制药工、发酵工程制药工、药物制剂片剂工、注射剂工	3年	本科：药物制剂、药学、制药工程、生物工程、生物制药、化学工程与工艺、生物工程、海洋药学、药物化学、中药制药、中草药栽培与鉴定

续表

专业大类及代码	专业类别及代码	专业名称及代码	对应职业（工种）举例	职业资格证书举例	基本学制	继续学习专业举例
食品药品与粮食大类(49)	药品与医疗器械类(4902)	生物制药技术（490202）	从事生物制药生产相关岗位操作、药品质量控制、药品生产技术管理、验证等工作。也可从事药品的市场营销工作	发酵工程制药工、基因工程药品生产工、生化药品制造工、疫苗制品工、血液制品工、药物制剂工	3年	本科：药物制剂、生物工程、生物制药
		药物制剂技术（490203）	药品生产企业（中、西药厂）、医药公司及其他与药学有关的单位，从事药品生产、检验、管理、经营、销售等工作	药物制剂工、药物检验工	3年	本科：药物制剂、药学、制药工程
		化学制药技术（490204）	医药类相关的单位与企业，从事药品生产企业的岗位操作、工艺控制、生产管理、QA、QC、产品开发辅助、技术改进、医药营销等工作	药物制剂工、药物检验工	3年	本科：药物制剂、制药工程、化学工程与工艺、药物化学
		药品质量与安全（490206）	在药品生产、检验、管理等岗位群，从事产品的质量管理、检验、检测等工作	药物分析员、微生物检定员、化学检验员、生化检验员	3年	本科：工商管理、药学、药事管理、药物分析、药物化学
		制药设备应用技术（490207）	制药设备运行维护、维修、管理，以及制药设备的装配、售后服务及营销	机械设备安装工、装配钳工、设备点检工、维修钳工	3年	本科：制药工程
		药品经营与管理（490208）	主要面向药品生产、批发、零售企业，在药品采购、销售、物流、管理等岗位群，从事药品采购、药品营销、药品销售服务、药品经营质量管理、药品物流管理、零售药店管理、医药电子商务等工作	药品购销员、中药材购销员、中药饮片购销员、中药调剂员、医用商品运输员、药剂员	3年	本科：市场营销、工商管理、药事管理、物流管理、电子商务、药学、临床药学
		保健食品质量与管理（490216）	主要面向食品、药品、保健食品生产和营销企业，在保健食品开发、管理及食品安全管理岗位群，从事品控、研发、管理、销售、营养咨询、保健服务指导等工作	公共营养师、食品检验员、医药商品购销员	3年	本科：食品科学与工程、酿酒工程、食品营养与检验教育
		化妆品经营与管理（40217）	面向化妆品生产、化妆品原料、美容及造型等企业，在销售、技术支持、市场调研策划、客户服务管理、美容化妆等岗位群，从事化妆品销售、市场策划、客户管理与导购、美容、化妆造型等工作	助理营销师、化妆品配方师、美容师、化妆品制造工	3年	本科：市场营销

续表

专业大类及代码	专业类别及代码	专业名称及代码	对应职业（工种）举例	职业资格证书举例	基本学制	继续学习专业举例
医药卫生大类（52）	药学类（5203）	药学（520301）	面向各级医院、制药企业等单位，在医院药剂科、企业生产部、质量部等岗位，从事药品调剂、静脉药物配置、药库管理、用药指导、药品生产、质量检查、质量管理等工作	国家执业药师资格证	3年	本科：药学、药物制剂、药事管理、药物分析、药物化学
	中医药类（5204）	中药学（520410）	面向中药行业，生产、流通、检验、使用领域，从事中药栽培、鉴定、炮制、调剂、制剂、经营、管理及临床合理用药等工作	国家执业药师资格证、中药炮制与配制工、中药液体制剂工、中药固体制剂工、中药检验工	3年	本科：中药学
		蒙药学（520411）	面向蒙医医疗机构、蒙药生产与经营企业、药品质检机构，在蒙药种植、制剂生产、质检、营销与管理等岗位群，从事蒙药种植、鉴定、前处理、炮制、制剂生产、质量检测、营销与管理等工作	国家执业药师资格证、中药材种植员、中药检验工、中药调剂员	3年	本科：蒙药学
		维药学（520412）	面向医疗机构、维药生产与经营企业、维吾尔医保健品、食品加工厂，从事维药栽培、炮制、鉴定、质检、制剂、调剂等工作	国家执业药师资格证、中药材种植员、中药检验工、中药调剂员	3年	无
		藏药学（520413）	面向医疗卫生服务机构、藏药厂、藏药保健食品厂，在藏医医疗和藏药生产等岗位群，从事藏药鉴定、配制、制剂等工作	国家执业药师资格证、中药材种植员、中药检验工、中药调剂员	3年	藏药学
		中药材生产与加工（520414）	从事中药材栽培与养殖、中药材鉴定、中药材生产与加工、制剂生产、中药商品购销和管理等	中药材种植员、药用动物养殖员、中药炮制员、中药调剂员、中药材购销员	3年	本科：中药资源与开发、中草药栽培与鉴定、中药学、中药制药
		中药制药（520415）	中药饮片加工企业、中成药生产企业、医院制剂室等从事中药炮制、提取、制剂生产、检验等工作，以及中药批发和零售企业、医院药房等从事调剂、验收、养护、质量检验等工作	药物制剂工（中级）、药物检验工（中级）、中药调剂员（中级）、中药炮制工（中级）	3年	本科：药物制剂、中药制药、中草药栽培与鉴定

Note

2.2 高职高专药学类及药品相关专业培养目标

2021年高职高专专业目录调整后,药学类及药品相关专业主要包括药学类、中医药类、药品制造管理类,每一类按专业面向的职业岗位群划分为若干个专业,细分后的专业分别对接几个职业工种。按专业面向不同,确立不同的培养目标,部分药学类及药品相关专业培养目标见表4-3。药学类及药品相关专业共同的培养目标:培养理想信念坚定,德、智、体、美、劳全面发展,具有一定的科学文化水平、良好的人文素养,职业道德和创新意识,精益求精的工匠精神,较强的就业能力和可持续发展的能力,掌握药学专业知识和技术技能,能在对应医药行业和职业(群)从事相关工作的高素质技术技能人才,相关内容在本模块项目二中阐述。

表 4-3 部分药学及药品相关专业人才培养目标

专业名称	人才培养目标
药学	面向卫生行业的药师、制药工程技术人员、医药商品购销员等职业群,从事药剂师、药品生产、质量检验和医药商品购销等工作
药品服务与管理	面向医药行业的药师、中药师、药品销售、医药商品购销、中药调剂等职业群,在OTC药品推荐、用药咨询与指导、药品调配、药品销售、药品使用服务、药品售后服务等技术领域,从事非处方(OTC)药品推荐、用药咨询与指导、药品调配、处方审核、药品不良反应(ADR)监测与反馈、慢性病用药管理、药品管理、药品仓储等工作
药品生产技术	面向化学原料药、生物药、中药、药物制剂及民族药等岗位群,从事药品生产和质量控制等工作

2.3 高职高专药学类及药品相关专业人才培养模式

人才培养模式是指在一定的现代教育理论、教育思想指导下,按照特定的培养目标和人才规格,以相对稳定的教学内容和课程体系,管理制度和评估方式,实施人才教育的过程的总和。简单来说,人才培养模式是指人才的培养目标和培养规格以及实现这些培养目标的方法或手段。为了适应经济发展新常态和技术技能人才成长成才需要,《国务院关于加快发展现代职业教育的决定》《教育部关于深化职业教育教学改革全面提高人才培养质量的若干意见》等文件提出,职业教育要创新人才培养模式。

(1)高职高专药学类及药品相关专业现代学徒制形式。

在国家政策的指引下,各高职高专药学类及药品相关专业通过行业专家指导、企业参与、学校推进,实现三方对人才共育共管、资源共享,构建和推行以就业为导向、以能力为本位的工学结合、校企合作式的人才培养体系。现代学徒制的内涵表现为以招生与招工一体化为基础,以工学结合人才培养模式改革为核心,职业院校与合作企业根据技术技能人才成长规律和工作岗位的实际需要,共同研制人才培养方案、开发课程和教材、设计实施教学、组织考核评价、开展教学研究等。职业院校承担系统的专业知识学习和技能训练;企业通过"师带徒"形式,依据培养方案进行岗位技能训练,真正实现校企一体化育人。

现代学徒制是深化产教融合、校企合作的重要路径,教育部先后批准了562个现代学徒制试点单位开展相关试点工作。2019年《教育部办公厅关于全面推进现代学徒制工作的通知》在国家重大战略和区域支柱产业等相关专业,全面推广政府引导、行业参与、社会支持、企业和职业学校双主体育人的中国特色现代学徒制。药学类和药品相关专业如药学、中药学、药物制剂技术、药品经营与管理等都成为高职院校学徒制试点的专业。现代学徒制有利于促进行业、企业参与职业教育人才培养全过程,提高人才培养质量和针对性。

(2)高职高专药学类及药品相关专业扩招。

为了深化职业教育改革发展、提升教育教学质量,推动管理水平、持续提升学生综合素质和人才培养质量,针对退役军人、下岗失业人员、农民工、高素质农民、在职职工及应(往)届毕业生等开展了高职扩招生源教育教学。2019年全国高职扩招100万,2020年和2021年继续扩招200万。高职扩招是落实《国家职业教育改革实施方案》的重要举措,坚持"标准不降、模式多元、学制灵活"原则,提高人才培养的针对性、适应性和实效性。高职扩招进一步丰富了高职生源,也对提高高职学生的培养质量提出了新的挑战。根据学情和学校办学情况,选择适宜的培养模式,合理制定人才培养方案至关重要。针对应届与非应届、就业与未就业、不同年龄段等生源多样化特点,分类编制专业人才培养方案,采取弹性学制、方便就学和灵活多元的教学模式。

医药卫生类高职扩招主要面向基层卫生人才,即面向符合条件的医疗卫生机构(包括医院、妇幼保健院、社区卫生服务中心(站)、卫生院、卫生站、疗养院、门诊部、诊所、卫生所(室)以及专科疾病防治院(所、站)、临床检验机构、急救站等医疗机构、专业公共卫生机构及其他医疗卫生机构)在职员工招生。报考药学专业的人员应是从事药学专业工作的在职专业技术人员,考生报考的专业应与所从事的专业对口。

3 药学本科教育与研究生教育

(1)药学本科教育基本状况。

根据教育部发布的《普通高等学校本科专业目录(2020年版)》,我国现有药学本科教育办学专业有药学、药物制剂、临床药学、药事管理、海洋药学、药物分析、药物化学、化妆品科学与技术、中药学、中药资源与开发、中草药栽培与鉴定、中药制药、藏药学、蒙药学、制药工程及生物制药16个专业,其中化妆品科学与技术为2018年新增专业,药学类专业设置细化的趋势反映了市场规律,其中临床药学专业人才的培养,不仅是国内医药事业发展的需求,更是国际药学教育发展趋势之一。根据2019年全国普通本科招生计划数据统计,2019年全国药学类专业总办学点约421个,招生人数3万余人。

(2)药学专业学位研究生教育。

专业学位(professional degree)是学位类型之一,亦称职业学位,是区别于学术性学位的另一种类型的学位。专业学位教育的任务是根据社会特定职业或岗位的需要,培养适应这些职业或岗位实际工作需要的应用型、复合型高层次人才。

药学硕士专业学位是我国新增19种专业学位中的一种。药学硕士专业学位的培养目标是培养药物技术转化、生产、流通、使用、监管等应用领域的高层次、应用型药学专门人才。药学硕士专业学位教育的突出特点是学术性与医药职业性紧密结合,获得该专业学位的人,主要从事具有明显医药职业背景的工作。

全日制药学硕士专业学位研究生的学习年限为三年。采用学位授予单位与实践部门合作培养的模式,第一阶段在学校课程学习,第二阶段在实践部门进行实践学习。招生对象为符合《全国招收攻读硕士学位研究生简章》中规定的报考药学硕士专业学位研究生全国统一考试的报考条件的人员。入学考试时间与全国学术型学位研究生统考时间一致。考试科目为三门,其中政治理论和英语,总分各100分,由全国统一命题;药学综合总分300分,由招生单位自主命题。

4 药学专业不同层次全日制学历提升路径

药学专业不同层次全日制学历提升路径见图4-1。

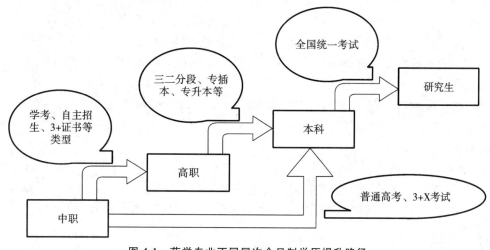

图4-1 药学专业不同层次全日制学历提升路径

（1）中职学历提升。

根据《国务院关于深化考试招生制度改革的实施意见》（国发〔2014〕35号）和《国务院关于加快发展现代职业教育的决定》（国发〔2014〕19号），要加强职业教育与普通教育沟通，为学生多样化选择、多路径成才搭建"立交桥"。高职院校考试招生与普通高校相对分开，实行"文化素质＋职业技能"评价方式、单独招生、综合评价招生和技能拔尖人才免试等考试招生办法，为学生接受不同层次高等职业教育提供多种机会。各地区根据实际情况采用不同形式，除普通高考外，常见的招生考试类型有4种，考生经考核合格可进入高职院校接受全日制培养。4种考试分别为高职院校依据普通高中学业水平考试成绩招生录取（简称"依学考成绩录取"）、高职院校自主招生、面向初中毕业生的中高职贯通五年一贯制和中高职三二分段培养。此外，一些地区还形成了其独特的招生形势，如广东的普通高校招收中等职业学校毕业生统一考试招生（简称"3＋证书考试"）。通过查询各省教育厅、教育考试院等官方网站或关注其微信公众号可获取相关信息。

①依学考成绩录取。

高中毕业生或同等学力社会考生参加每年1月份普通高中学业水平语文、数学、英语科目考试，且普通高中学业水平考试科目（理科考生：物理、化学、生物；文科考生：思想政治、历史、地理）均获得等级成绩，并至少有1门学科等级成绩达到C级及以上可填报志愿。填报志愿时，考生须先凭高考考生号和密码登录省教育考试院普通高考管理系统考生端填报院校和专业志愿，在规定时间内完成网上志愿填报及确认。

②高职院校自主招生。

为了全面贯彻全国教育大会精神，深化考试招生制度改革，健全立德树人落实机制，建立科学的教育评价导向，进一步增强高校选才的科学性和公平性，2018年12月教育部办公厅发布了《关于做好2019年高校自主招生工作的通知》。高职院校自主招生对象为高中生和中职毕业生，普通高中毕业生实行"综合文化考试＋面试"的考试形式，中职毕业生实行"综合文化考试（含综合文化知识和专业综合理论）＋专业技能考核"的考试形式，招生院校根据学生学考成绩或所取得的技能证书，结合院校考核成绩，自主确定录取方案，择优录取。

③五年一贯制。

五年一贯制又称"初中起点大专教育"，招收初中起点的应往届毕业生，参加省统一组织的文化课考试，包括语文、数学和英语3科，各科卷面150分，省教育考试院根据考生文化课考试成绩情况划定录取最低控制分数线。术科考试由各高职院校在招生简章中予以明确。录取时，各院校依据考生填报的志愿顺序和学校招生计划，按文化分成绩从高分到低分择优录取。考生被所填报院校录取后，可进入高职院校开展全日制学习，学业期满可获得教育部统一印制的普通高等学校毕业证书，证书注明五年一贯制专科字样，与普通高考的三年制专科字样含金量相同。本学历为国家承认的全日制大专学历，大专毕业后可参加高职升本科考试，继续攻读本科学历。

④中高职三二分段。

三二分段是由试点高职院校和中职学校，联合行业企业，共同制定五年一体化人才培养方案。中职学段招生面向具有本省户籍或符合本省各地"中考"报名条件的应往届初中毕业生。高职学段招生对象为对应试点中职学校对应试点专业试点班具有正式中职学籍且符合高职阶段招生所在年度省普通高考报名条件的学生。学制为5年，录取的初中毕业生以"三二分段中高职贯通培养试点班"的项目单独编班，先在中职学校就读3年，符合转段考核条件和要求的，进入对口高职院校对应专业学习2年。

（2）专科学历提升。

根据《国务院关于深化考试招生制度改革的实施意见》（国发〔2014〕35号）等文件和全国教育大会精神，为全面贯彻落实全国教育大会精神，进一步拓展高职与本科的培养衔接方式，深化本科高校应用型人才培养模式改革，药学类及药品相关专业高职与本科教育的衔接有专升本三二分段、普通高校本科插班生等途径。

①专升本三二分段。

专升本三二分段与中高职三二分段贯通培养形式一致,专升本三二分段也采用高职3年、本科2年的培养模式,根据有关文件精神,被试点高职院校相关专业录取的学生参加转段考核,考核合格且达到统一考试录取分数线的,将转入对口试点本科高校试点专业学习。

②普通高校本科插班生。

为了加强本科高校应用型人才培养,许多地方设置了普通高校本科插班生(2021年已改名为"专升本",为了与前一种形式区别,以下仍简称"专插本")的招生渠道。本科插班生为国家任务生,秋季入学,全日制脱产学习。插班生入学后,由招生院校进行专科毕业资格、思想政治、业务、健康情况复查。复查合格并注册后,即成为学校的正式学生,插入本科专业三年级学习,并按插入年级的管理办法管理。

专插本招生面向各省内普通高校专科应届毕业生或具有本省户籍且获得国家承认的高等教育专科毕业证的毕业生。专插本报名流程分为三步,如图4-2所示。普通高校本科插班生的招生考试科目为五门,其中省统一考试三门,高校自主考试两门。省统一考试的三门考试科目为政治理论、英语和专业基础课,一般安排在3月份进行。高校自主考试科目由招生学校自行组织,考试时间由学校自行决定并通知考生。考试各科满分为100分,五科总分为500分。每科考试时间为120分钟。

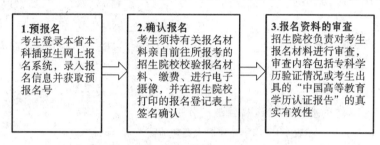

图 4-2 专插本报名流程

③中职学历提升为本科。

2020年1月,教育部和山东省人民政府联合发布《教育部 山东省人民政府关于整省推进提质培优建设职业教育创新发展高地的意见》(以下简称《高地意见》),确定在山东建设职业教育创新发展高地,探索建立新时代中国特色职业教育制度和模式,为全国职业教育改革发展提供可复制、可推广的经验模式。中职毕业生可以通过职教高考,与普高学生一样考专科、升本科、读研究生,享受同样的就业、创业待遇。

职教高考制度是与普通教育高考制度具有同等功能的高考制度。从2022年(2019年入学的高中段学生)起,山东省开始实施"职教高考"制度,采取"文化素质+职业技能"考试招生办法,职业技能考试成绩在录取中所占权重原则上不低于50%。职教高考"文化素质"考试包括语文、数学、英语3个科目,其中语文120分、数学120分、英语80分,文化素质总分320分。"专业技能"考试包括专业知识和技能测试两部分,总分为430分,其中专业知识满分为200分,技能测试满分为230分。高考总分为750分。

从2022年起,普通高中应届毕业生(即2019年秋季入学的初中毕业生)不能再报考职教高考,职教高考报考人员为中职应届毕业生和社会人员,社会人员报考应取得高中阶段教育毕业证书或具有同等学力。获教育部主办或联办的全国职业院校技能大赛三等奖及以上奖项或全省职业院校技能大赛一等奖的山东省中等职业学校应届毕业生,参加职教高考可免试专业知识和基本技能。

《高地意见》明确了职业人才的创新培养模式,一是探索在国家示范(骨干)高职院校、省优质高职院校的特色专业举办四年制本科职业教育,提升本科层次应用型人才培养能力;二是支持高职院校深度参与专业学位研究生教育实践培养环节,构建以产学研为途径的专业学位研究生培养模式;三是加强中职与应用型本科"3+4"、高职与应用型本科"3+2"对口贯通分段培养;四是优化改进专升本考试制度,加强过程考核,从2020年起,依据高职(专科)学生在校期间的综合素质测评成绩设置报名条件,为特长突出的学生提供升学深造的机会。

5 药学成人高等教育

(1)成人高等教育类型与学习形式。

成人高等教育是我国高等教育的重要组成部分,属于国民教育系列,列入国家高等学校招生计划。

须经教育部审定核准举办成人高等学历教育的省市教育学院、普通高校所属的成人(继续)教育学院等机构才可招生。招生类型分专科起点升本科(简称专升本)、高中起点升本科(简称高起本)和高中起点升专科(简称高起专)三种。实行全国统一考试招生。

成人高等教育学习形式分为三种:全日制脱产、业余和函授。脱产学习形式一般以全天面授为主,周末休息,年限一般为专升本两年、高起本四年、高起专两年。业余学习一般在周六、周日或晚上授课,不影响正常上班,年限一般为专升本两年半、高起本五年、高起专两年半。函授学习以自学为主、集中面授为辅,年限与业余形式要求相同。经学习考核,可获得由教育部颁发的毕业证书,证书电子注册后,受国家承认、社会认可。持成人教育本科毕业证可参加硕士研究生考试、公务员考试等,通过学位英语考试,符合条件者还可申请学士学位。

(2)成人高考简介。

成人高考是成人高等学校招生全国统一考试的简称,是由教育部组织的国家考试,是我国成人高等学校选拔合格新生的入学考试。成人高考考试和招生录取工作由各省、自治区、直辖市统一组织实施。报考高中起点升本科或高中起点升专科的考生应具有高中文化程度。报考专科起点升本科的考生必须是已取得经教育部审定核准的国民教育系列高等学校、高等教育自学考试机构颁发的专科毕业证书或本科肄业证书的人员。报考药学专业的人员应当是从事卫生、医药行业工作的在职专业技术人员,报考的专业原则上应与所从事的专业对口。成人高考一般每年8—9月经考生网上报名和现场确认两个程序报名。考试时间一般为每年的10月中旬。考试科目与报读专业相关,由国家教育行政管理部门规定,药学专业成人高考具体的要求与考试科目见表4-4。

表4-4　药学专业成人高考的要求与考试科目

培养类型	学历要求	专业要求	考试科目
专升本	取得经教育部审定核准的国民教育系列高等学校、高等教育自学考试机构颁发的专科毕业证书或本科肄业证书	从事卫生、医药行业工作的在职专业技术人员;报考的专业原则上应与所从事的专业对口	政治、外语、高数(二)
高起本	高中文化程度		语文、数学(理)、外语、理化
高起专	高中文化程度		语文、数学(理)、外语

项目二　药学类及药品相关专业介绍

为了进一步完善职业教育标准体系,2017年教育部组织制定了药剂等9个中职药剂相关专业职业教育教学标准及专业简介。2015—2019年制定了药学等15个高职药学类及药品相关专业的职业教育教学标准及专业简介。2018年制定了本科药学、制药工程、临床药学等8个本科专业教学标准及专业介绍。新的教学标准明确了学生应达到的知识、技能、能力素养等方面的学习要求,对教学具有规范、引导作用。本项目主要介绍高职药学及部分药品相关专业的情况。

按照《职业教育专业目录(2021年)》,高职药学类专业主要包括药学,修订前所包含的中药学等7个专业合并到了中医药类别中;药品相关专业包括药物制剂技术、药品经营与管理等8个专业。本节主要介绍高职药学、中药学、药物制剂技术等5个专业。因各学校人才培养方案具有自身特色,本项目以国家标准为基础进行介绍。

1　药学专业

培养目标:各学校药学专业的培养目标会因地方经济发展和行业产业的需求不同而有所调整。

2019 年的高职药学专业教学标准中所设置的培养目标：培养德、智、体、美全面发展，具有良好职业道德和人文素养，掌握药品安全合理使用、安全生产、质量检查、法律法规等知识，熟悉药品销售和质量管理知识，从事药品调剂、静脉药物配制、用药指导、制剂生产、质量检验、药品销售、物流管理工作的高素质实用型药学专门人才。

就业岗位：主要面向各级医院、制药企业等单位，在医院药剂科，企业生产部、质量部等岗位，从事药品调剂、静脉药物配置、药库管理、用药指导、药品生产、质量检查、质量管理等工作。

药学专业学生在校及毕业后可参加职业资格、卫生职业（职称）考试、执业药师等考试，具体信息见表 4-5。

表 4-5　药学专业就业岗位与职（执）业资格种类

职业方向	就业范围	就 业 岗 位	职（执）业资格种类		
			职业资格	卫生职称	执业资格
药物制剂	药品生产企业	药物制剂	药物制剂工（四级、三级）	—	执业药师
		药品检验	农产品食品检验员（四级）		
药学服务	医院药房 社会药房	药品零售 用药指导 药品保管 药品养护	医药商品购销员（四级、三级） 健康管理师（三级）	药剂士	
		药品调剂	中药调剂员（四级、三级） 健康管理师（三级）	药剂士	

课程体系：职业能力培养的载体，其构建始于核心职业能力分析，通过一定的分析思路和模式，转化为专业课程的技能、工具、方法、要求、知识。课程是职业教育质量与特色的基本保障与抓手，教学内容与方法是促进人才培养目标与规格实现的关键。新的职业教育课程体系称为新三段课程，分为专业基础课程、专业核心课程、专业拓展课程。三段式的课程设置中体现知识迁移与发展的逻辑关系。药学专业职业能力培养体系见图 4-3。

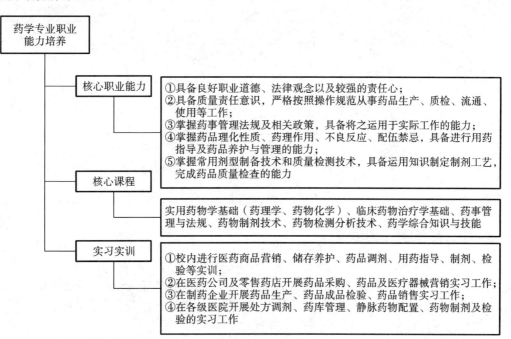

图 4-3　药学专业职业能力培养体系

2 中药学专业

培养目标：培养德、智、体、美全面发展，具有良好职业道德和人文素养，掌握中药栽培、生产、经营、鉴定、调剂、管理所必需的实践操作技能和基本理论知识，从事中药栽培、鉴定、炮制、调剂、制剂、经营、管理及临床合理用药等工作的高素质实用型药学专门人才。

就业岗位：主要面向中药行业，生产、流通、检验、使用领域，从事中药栽培、鉴定、炮制、调剂、制剂、经营、管理及临床合理用药等工作。中药学专业职业能力培养体系见图4-4。

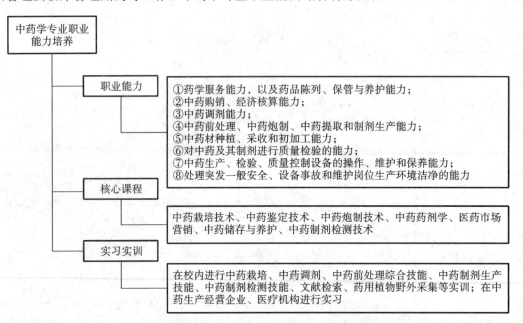

图4-4 中药学专业职业能力培养体系

中药学专业学生在校和毕业后可参加的职(执)业资格考试情况见表4-6。

表4-6 中药学专业就业岗位与职(执)业资格种类

职业方向	就业岗位	职(执)业资格种类	
		职业资格	执业资格
药物制剂	药物制剂	药物制剂工(四级、三级)	
	药物检验	农产品食品检验员(四级)	
中药加工	中药炮制工	中药炮制工(四级、三级)	
药学服务	药品零售与用药指导保管养护	医药商品购销员(四级、三级)	执业中药师
	药品调剂	中药调剂员(四级、三级)	
健康指导	健康指导	保健调理师(四级、三级) 健康管理师(三级)	

3 药品经营与管理专业

培养目标：培养德、智、体、美全面发展，具有良好职业道德和人文素养，掌握医药、管理、市场营销、物流、电子商务等基本知识，具备药品营销策划、管理协调、药品服务能力，从事药品采购、药品营销、药品销售服务、药品经营质量管理、药品物流管理、零售药店管理、医药电子商务等工作的高素质技术技能人才。

就业岗位：主要面向药品生产、批发、零售企业，在药品采购、销售、物流、管理等岗位群，从事药品采购、药品营销、药品销售服务、药品经营质量管理、药品物流管理、零售药店管理、医药电子商务等工作。

药品经营与管理专业职业能力培养体系见图 4-5。

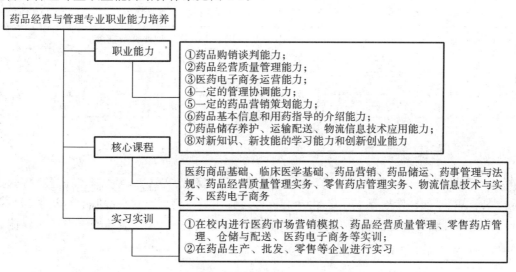

图 4-5　药品经营与管理专业职业能力培养体系

药品经营与管理专业的就业岗位与学生在校和毕业后可参加的职(执)业资格考试情况见表 4-7。

表 4-7　药品经营与管理专业就业岗位与职(执)业资格种类

职业方向	就业岗位	职(执)业资格种类	
		职业资格	执业资格
药品购销	药品零售 用药指导 药品保管 药品养护	医药商品购销员(四级、三级)	执业药师

4　药物制剂技术专业

培养目标:培养服务区域经济和社会发展建设需要的德、智、体、美全面发展,具有良好的职业道德和人文素养,具备药物制剂技术专业基本理论知识和较强实践技能,能够从事药品生产与管理、药品质量检验的高素质技能型药学专门人才。

就业岗位:主要面向药品生产企业的药品生产部门、药品质量检验部门和医疗机构制剂室及药检室等职业岗位(群),从事药物制剂的生产与管理、药品质量检验与管理等相关工作。药物制剂技术专业职业能力培养体系见图 4-6。

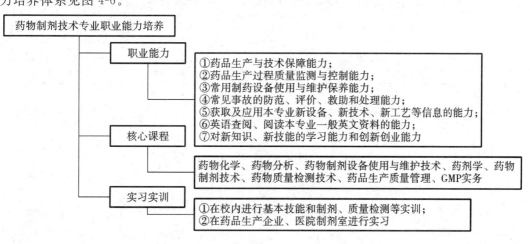

图 4-6　药物制剂技术专业职业能力培养体系

药物制剂技术专业学生可参加职业资格、执业药师等考试,具体信息见表4-8。

表 4-8　药物制剂技术专业就业岗位与职(执)业资格种类

职 业 方 向	就 业 岗 位	职(执)业资格种类	
		职业资格	执业资格
药物制剂	药物制剂	药物制剂工(四级、三级)	执业药师
药品检验	药物检验	农产品食品检验员(四级)	

5　药品质量与安全专业

培养目标:培养德、智、体、美全面发展,具有良好职业道德和人文素养,掌握药品质量控制与管理、药物分析技术等基本知识,具备药品研发、生产与流通过程质量检验、监控与管理能力,从事药品生产与经营全过程的质量检验与质量管理等工作的高素质技术技能人才。药品质量与安全专业职业能力培养体系见图4-7。

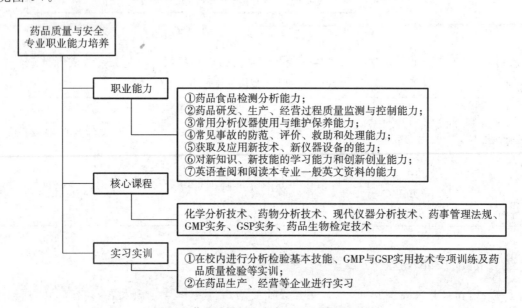

图 4-7　药品质量与安全专业职业能力培养体系

就业岗位:主要面向药品研发、生产、经营及产品质量检测等企业,在药品生产、检验、管理等岗位群,从事产品的质量管理、检验、检测等工作。

药品质量与安全专业学生在校和毕业后能参加的职(执)业资格考试情况见表4-9。

表 4-9　药物质量与安全专业就业岗位与职(执)业资格种类

职 业 方 向	就 业 岗 位	职(执)业资格种类	
		职业资格	执业资格
药品检验	药物检验	农产品食品检验员(四级)	执业药师

项目三　其他相关专业介绍

高职药学类及药品相关专业毕业生就业面广泛,除了选择专业对口的岗位,还可以选择相关专业的岗位,如药店销售中的"四品一械"就是与药品具有相似性或相关性的就业方向。本项目分别介绍化妆品、食品、保健品、医疗器械的相关专业。

1 化妆品技术专业

培养目标:培养德、智、体、美全面发展,具有良好职业道德和人文素养,掌握化妆品原料、配方、生产工艺等基本知识,具备化妆品制备、生产、检验等能力,从事化妆品配方设计、生产、检验、质量管理等工作的高素质技术技能人才。

就业岗位:主要面向化妆品行业,在化妆品生产和管理岗位群,从事化妆品生产技术、化妆品检验、化妆品质量等工作。

化妆品技术专业职业能力培养体系见图 4-8。

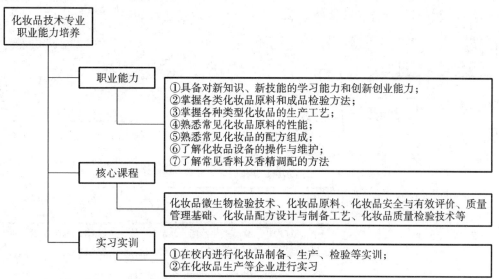

图 4-8 化妆品技术专业职业能力培养体系

2 化妆品经营与管理专业

培养目标:培养德、智、体、美全面发展,具有良好职业道德和人文素养,掌握化妆品配制、化妆品市场营销、化妆品安全使用等基本知识,具备较强的化妆品营销、客户管理、美容化妆及造型等能力,从事化妆品市场调研与分析、产品销售、客户服务、化妆造型与美容等工作的高素质技术技能人才。

就业岗位:主要面向化妆品生产、化妆品原料、美容及造型等企业,在销售、技术支持、市场调研策划、客户服务管理、美容化妆等岗位群,从事化妆品销售、市场策划、客户管理与导购、美容、化妆造型等工作。化妆品经营与管理专业职业能力培养体系见图 4-9。

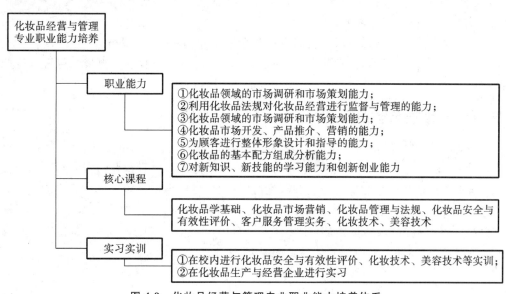

图 4-9 化妆品经营与管理专业职业能力培养体系

3 食品检验检测技术

培养目标:培养拥护党的基本路线,适应食品产业链生产经营相关环节食品检验、质量安全管理、营养指导与管理等需要,具有良好职业道德和敬业精神,具备从事现代食品品质控制、食品安全检测、食品卫生与安全监管等实际工作的基本能力和基本技能,具备扎实的职业发展基础,德、智、体、美等方面全面发展的高端技术技能型专门人才。

就业岗位:主要面向食品加工行业(包括海洋食品加工行业)、食品安全与检测行业、检测相关行业等,在食品营养检验、食品检验检测等岗位群,从事食品品质检验、食品质量检测、食品品质管理、商品报关、商品报检等岗位工作。食品检验检测技术职业能力培养体系见图4-10。

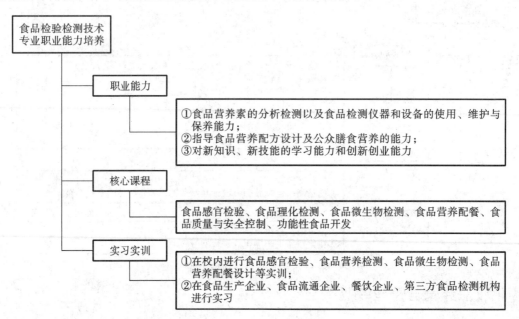

图4-10 食品检验检测技术专业职业能力培养体系

4 保健品开发与管理专业

培养目标:培养德、智、体、美全面发展,具有良好职业道德和人文素养,掌握现代营养学与中医中药,生命科学,保健食品研发、生产、检验、销售、营养保健服务与指导等基本知识,具备保健食品、食品生产、质量控制、设备维护和保健食品销售等能力,从事保健食品研究开发、质量检测和控制、操作技术和生产管理等工作的高素质技术技能人才。

就业岗位:主要面向食品、药品、保健食品生产和营销企业,在保健食品开发、管理及食品安全管理岗位群,从事品控、研发、管理、销售、营养咨询、保健服务指导等工作。保健品开发与管理专业职业能力培养体系见图4-11。

5 医疗器械维护与管理专业

培养目标:培养德、智、体、美全面发展,具有良好职业道德、人文素质和质量意识,熟悉医疗器械监管法规与质量管理知识,掌握医疗器械检验相关标准,具备医疗器械质量检验、产品质量分析、注册资料撰写等能力,从事医疗器械产品制造、质量检验、注册管理、质量体系审核等工作的高素质实用型人才。

就业岗位:主要面向医疗器械行业的医疗器械生产、经营、流通、技术服务的企事业单位,医疗机构以及监管机构,从事产品制造、质量检验、质量体系管理、注册管理等工作。医疗器械维护与管理专业(医疗器械检测技术方向)职业能力培养体系见图4-12。

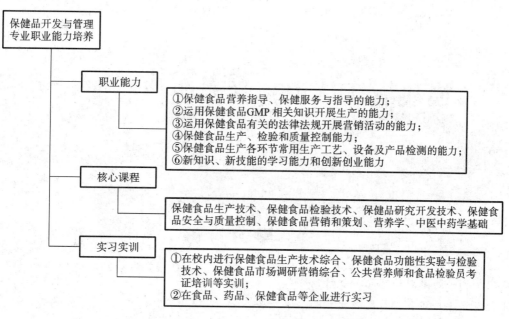

图 4-11　保健品开发与管理专业职业能力培养体系

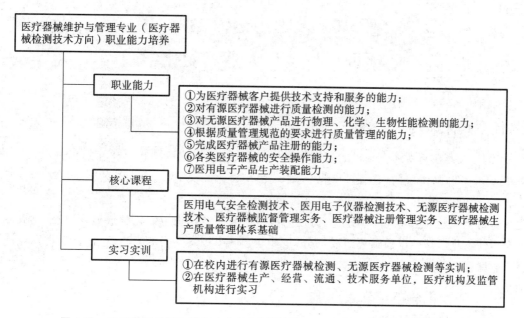

图 4-12　医疗器械维护与管理专业(医疗器械检测技术方向)职业能力培养体系

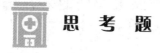 **思 考 题**

（1）用思维导图画出药学专业教育体系框架图。

（2）用表格列出药学类及药品相关专业的名称、培养目标、核心课程。

（3）挑选一个自己感兴趣的专业，上网查找其对应的职业和岗位。

模块五 认识药学专业核心课程

扫码看PPT

项目一 认识天然药物化学

1 什么是天然药物化学

自古以来，人类在与疾病作斗争的长期实践中，对天然药物的应用积累了丰富的经验。在我国，天然药物又称中草药，与传统的中医药一起成为中华民族文化的瑰宝，是全人类的宝贵遗产。天然药物主要包括植物、动物、矿物和海洋生物。

天然药物化学是应用现代科学理论、方法与技术研究天然药物中的化学成分，寻找药效成分的一门学科。天然药物化学是药学的重要组成部分，是药学领域中极具生机的学科，也是药学类专业规定设置的重要专业课程。

2 天然药物化学的起源和发展

天然药物化学的起源和发展与人类生存密不可分。人类在寻找食物的同时也发现了药物。天然药物与人类的饮食有着密切的关系，天然药物有一部分既是药物又是食物，可以说是药食同源。同时，天然药物本身就是人们长期同疾病作斗争过程中，筛选证实其疗效而保留延续下来的。因此，天然药物化学的研究一直受到国内外科学界的高度重视，并随着人类的进步和科学技术的发展而迅速发展。天然药物化学的产生与发展见图 5-1。

3 天然药物化学的主要任务

天然药物悠久的应用历史和丰富的临床经验，为天然药物化学的发展奠定了坚实基础。随着人类社会的进步和现代科学技术的飞速发展，特别是近年来计算机、信息技术和分子生物学科的发展及其在天然药物化学中的应用，赋予了天然药物化学新的内涵，使其成为一门极具发展潜力的学科。

天然药物化学的主要任务：①探明天然药物中作为药效物质的化学成分；②研究天然药物化学成分的类型、理化性质；③研究天然药物中化学成分的化学结构；④研发创新药物；⑤研究天然药物中主要成分的生物合成途径。

Note

天然药物化学
的产生与发展

18世纪以前
原始和萌芽阶段

我国明代李梴所著《医学入门》中记载了应用发酵法从天然药物五倍子中得到没食子酸的过程

我国明代李时珍所著《本草纲目》中详细记载了用升华法等制备、纯化樟脑的过程

19世纪
学科形成时期

1770年瑞典化学家Scheele对生物各种组织的化学成分进行研究，从酒石中分离得到酒石酸

1804年德国化学家Sertürner从罂粟中首次分离出单体化合物吗啡

20世纪至今
学科迅速发展时期

色谱技术用于天然化合物的分离和纯化

波谱技术用于天然化合物的结构鉴定

研究的深度、广度、速度发生了革命性的变化

生物活性测试普遍开展

1952年从天然药物萝芙木中分离出降血压有效成分利血平，到1956年人工全合成，只用了几年时间，而吗啡的分离到人工合成共花了近150年的时间，学科进入迅速发展时期

图 5-1 天然药物化学的产生与发展

4 天然药物化学的发展方向

随着多学科的相互渗透与交叉，天然药物研究与生物学研究越来越密切，天然药物研究的对象也日益扩大。在过去 100 多年间，天然药物化学研究的对象主要是陆生植物资源。近 20 年来，以开发海洋资源为标志的"蓝色革命"正在形成前所未有的浪潮。

天然药物研究的对象从传统的陆生动植物逐渐向海洋动植物、无脊椎动物、微生物等发展，并且从近海生物向极地海洋生物延伸，研究范围也从传统的萜类、生物碱类、甾体类等向结构更为复杂的聚醚类、大环内酯类、前列腺素类、超级碳链化合物以及生物活性内源性物质如多糖、多肽等延伸。

天然药物化学的发展方向见图 5-2。

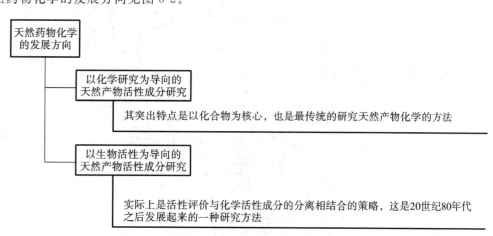

图 5-2 天然药物化学的发展方向

5　天然药物化学学习目标

天然药物化学的学习目标见图 5-3。

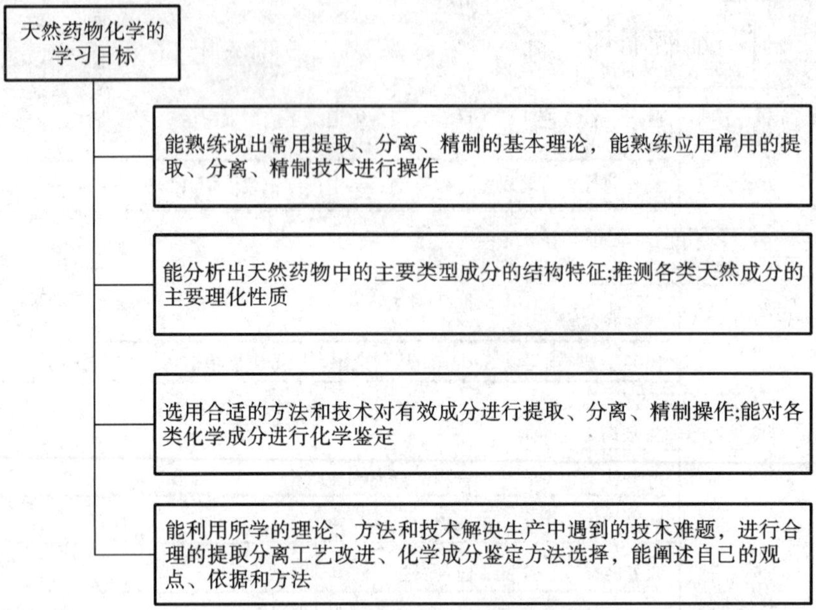

天然药物化学的学习目标
能熟练说出常用提取、分离、精制的基本理论，能熟练应用常用的提取、分离、精制技术进行操作
能分析出天然药物中的主要类型成分的结构特征;推测各类天然成分的主要理化性质
选用合适的方法和技术对有效成分进行提取、分离、精制操作;能对各类化学成分进行化学鉴定
能利用所学的理论、方法和技术解决生产中遇到的技术难题，进行合理的提取分离工艺改进、化学成分鉴定方法选择，能阐述自己的观点、依据和方法

图 5-3　天然药物化学的学习目标

6　天然药物化学的学习方法与学习资料

（1）天然药物化学的学习方法见图 5-4。

天然药物化学的学习方法
打好基础，掌握重点，理解原理
联系对比，识别异同
列表表示，图表归纳，简单明了
理论与实验相结合，理论指导实验，实验验证理论
一般规律和特殊实例相结合

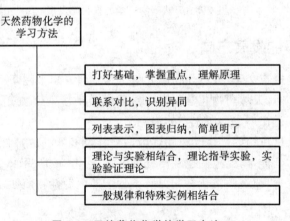

图 5-4　天然药物化学的学习方法

（2）天然药物化学的学习资料见图 5-5。

天然药物化学的学习资料
推荐学习书目
吴立军主编的《天然药物化学》
匡海学主编的《中药化学专论》
国家药典委员会《中华人民共和国药典》
推荐学习网站
http://www.cnki.net
http://www.dxy.cn

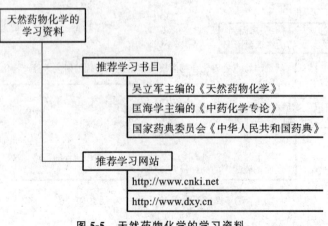

图 5-5　天然药物化学的学习资料

项目二 认识药物化学

1 什么是药物化学

药物化学是利用化学的理论与方法发现、确证和开发药物,并在分子水平上研究药物在体内作用方式和作用机制的一门学科。药物化学是一门多学科交叉的综合性学科,是药学领域中重要的专业课程,在化学基础课与药剂学、药理学和药物分析等应用学科之间有承前继后的作用。学习药物化学,对全面掌握药学领域各学科的知识起到重要的桥梁作用,并为从事药物设计、新药创制、药物合理应用等工作奠定基础。

2 药物化学的研究内容

药物化学以药物及与其相关联的物质为主要研究对象。药物是指用来预防、治疗和诊断疾病或用来调节机体某种生理功能的物质。药物根据来源和性质不同,可分为天然药物、中药、化学药物以及生物药物(生物制品)。

药物化学研究的主要对象是化学药物。化学药物以化合物作为其物质基础,以药物发挥的功效作为其应用基础。所以,化学药物是一类既具有药物功效,又有确切化学结构的化学物质。化学药物主要包括无机矿物质、合成有机化合物、从天然药物中分离得到的有效成分(或单体)以及通过发酵方法得到的抗生素和半合成抗生素。

药物化学的研究内容既包括对已知药理作用并在临床上应用的化学药物的研究,也包括新药创制的研究,具体内容见图5-6。

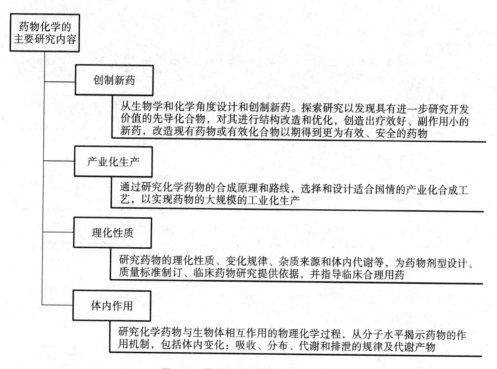

图 5-6　药物化学的主要研究内容

3 药物化学的形成与发展简史

药物化学是在药物的发现、发展过程中形成并发展起来的,发现新药始终是药物化学的核心内容,

Note

77

因此,药物的发展历史就是药物化学的发展历史。药物化学学科的研究对象和内容随不同历史时期而变迁。药物化学的发展历史过程大致如图 5-7 至图 5-11 所示。

（1）古代（图 5-7）。

远古—1800年
古代药物

中国有神农尝百草的传说，"神农尝百草，日遇七十二毒，得荼而解之"的《神农本草经》及《本草纲目》是我国古代药物学代表著作

古埃及的Eberspapyrus记载了柳树皮的浸液可治疗风湿痛；
古代南美洲发现有麻醉作用的可可；
古希腊发现有镇痛作用的阿片和莨菪

图 5-7　古代药物化学发展历史

（2）19 世纪初至 19 世纪中叶（图 5-8）。

1800—1860年
天然产物有效成分提取阶段

1803年，德国化学家 Friedrich Wilhelm Sertürner 研究鸦片如何诱发睡眠，从鸦片中分离提取出主要成分，并命名为morphine（吗啡）；
1817年 Friedrich Wilhelm Sertürner 通过在氨水中重结晶的方法得到了一种白色晶体，即吗啡纯品

Friedrich Wilhelm Sertürner 对鸦片主要成分的研究标志着一个新学科药物化学的诞生，同时也标志着药物研究开发新时代的来临

1820年，咖啡因（caffeine）、奎宁（quinine）和秋水仙碱（colchicine）等均以纯品应用于临床

图 5-8　19 世纪中叶药物化学发展历史

（3）19 世纪中叶至 20 世纪初（图 5-9）。

1860—1930年
合成药物发展时期

19世纪末和20世纪初期制药工业开始大量地合成和制备化学药物，人们开始合成一些简单的化学药物，如水杨酸和阿司匹林、苯佐卡因、安替比林、非那西丁等，并且进行大规模的工业化生产

1839年Paria从柳树皮浸液中分离得到有效成分水杨苷（salicin），并进一步得到水杨酸；
1860年Kolbe等从苯酚钠制备水杨酸并投入应用

1897年，德国化学家 Felix Hoffmann 在试图寻找药物来减轻他父亲的关节疼痛的过程中，发现了乙酰水杨酸即阿司匹林；
1899年，阿司匹林作为解热镇痛药上市

100多年来，随着新用途的不断发现，特别是其对心血管疾病的预防作用，阿司匹林已经成为了使用极为广泛的药物，也成为人类到目前为止仍在使用的神奇的药物之一

继阿司匹林之后，20世纪20—30年代涌现了大量药物，包括麻醉药、镇静药、镇痛药等

图 5-9　19 世纪中叶至 20 世纪初药物化学发展历史

（4）20 世纪 30—70 年代（图 5-10）。

（5）20 世纪 70 年代至今（图 5-11）。

4　药物化学的研究发展方向

药物化学是化学、生物学、医学、计算机科学和药学中其他分支学科的交叉领域,随着其他学科的不断发展和融入,药物化学研究的内容和范围也在不断地变化和扩展。药物化学的发展与众多相关学科的发展密不可分,如根据生化机制设计新化合物的方法现已发展为化学基因组学,它是药物化学与基因组学交叉互动的平台;在分子水平上研究药物作用机制的分子药理学,使药物化学和药理学在活性分子

┌──────────────────────┐
│ 1930—1970年   │
│ 药物的快速发展时期   │
└──────────────────────┘

20世纪30年代中期，在从化学染料中寻找抗菌药的过程中，德国Domagk等发现百浪多息（prontosil）在体内对链球菌和葡萄球菌有抑制作用，通过代谢研究找到了磺胺类抗菌药物的先导结构磺胺，并在磺胺结构的基础上陆续合成了一系列磺胺类药物

20世纪30—40年代是药物化学发展史上最为重要的一个阶段

1940年Wood和Fildes在对磺胺类药物作用机制的研究中发现，磺胺类药物和细菌生长所需的对氨基苯甲酸结构相似，可以竞争性抑制细菌生长过程中重要的酶，使细菌不能生长繁殖，从而建立了"代谢拮抗"学说。这一学说不仅阐明了一些药物的作用机制，而且开拓了寻找新药的新途径。随后设计和发现了一些抗肿瘤药、抗病毒药、抗疟疾药、利尿药和抗菌防腐剂等

微生物学的发展，也进一步推动了药物化学的发展。1929年英国细菌学家Alexander Fleming在实验中偶然发现了人类第一个抗生素——青霉素。青霉素的发现开辟了抗生素药物的新纪元。20世纪40年代青霉素抗菌活性得到进一步证实，并首次应用于临床，成为第一个用于临床的抗生素药物

20世纪30年代内源性活性物质的研究取得了进展，如利用性器官和孕妇尿作为原料提取制得甾体激素，20世纪50年代发现皮质激素（cortical hormone）具有广泛的抗炎和免疫抑制作用，对这些活性物质进行结构修饰和改造得到一系列活性独特的药物。甾体激素类抗炎药及性激素类药物都是从上述内源性甾体激素衍生而来

1952年治疗精神分裂症的氯丙嗪（chlorpromazine）被发现后，中枢神经系统疾病的治疗有了突破性进展

图 5-10　20 世纪 30—70 年代药物化学发展历史

┌──────────────────────┐
│ 1970年至今   │
│ 药物分子、基因设计时期 │
└──────────────────────┘

20世纪60年代在非甾体抗炎药的环氧合酶抑制机制被阐明后，得到一系列环氧合酶抑制剂类的非甾体抗炎药

20世纪70年代发现维拉帕米（verapamil）对血管平滑肌钙通道具有拮抗作用，从而导致一系列钙拮抗剂的出现，如硝苯地平（nifedipine）于1979年上市

20世纪70—90年代是全世界科学技术飞速发展的年代。一系列全新药物和所谓的重磅炸弹式新药先后上市，天然药物中青蒿素类抗疟疾药、喜树碱和紫杉醇类抗癌药物的发现，使原来已沉寂多年的天然药物的研究从先导化合物的结构多样性和作用机制的新颖性角度，再次成为研究热点

20世纪后30年是药物化学学科发展的成熟期。随着医学、化学、生物化学、药理学、物理学、计算机科学技术和各种新的实验技术和方法的出现和发展，药物化学成了诸多相关学科交叉渗透的领域，已由早期对各类药物的分散描述发展成有完整的理论体系、以发现新先导物和创制新药为根本目标的药学学科的一门主导性的学科

图 5-11　20 世纪 70 年代至今药物化学发展历史

设计和作用机制研究方面融为一体。药物化学是新药研究开发最重要的支柱学科，当代药物化学的核心内容是设计和发现新药，与新药研发相关的学科、方法、技术的发展推动了药物化学的发展。药物化学的研究发展方向见图 5-12。

5　药物化学的学习目标

药物化学的学习目标见图 5-13。

6　药物化学的学习方法与学习资料

（1）药物化学的学习方法见图 5-14。

（2）药物化学的学习资料见图 5-15。

Note

药物化学前沿发展动态及
发展方向

新靶点的发现

随着人类基因组学、蛋白质组学、结构生物学和生物芯片等研究的深入，大量与疾病相关的
基因被发现，给新药的设计提供了更多的靶点分子

药物筛选技术的发展

无论是合成药物还是天然药物，药物的筛选途径都经历了由偶然发现到主动筛选，由盲目
性较大的经验式、机遇性的普筛逐渐过渡到定向设计或理性筛选。随着细胞生物学、分子
生物学和基因组学等学科的发展，出现了一系列新技术和方法

化合物来源

随着高通量筛选技术的应用，传统的有机合成方法已满足不了药物筛选的需求，在固相合
成基础上建立的组合化学合成技术可以高效地构建大规模的化合物库。在化合物来源方面，
天然生物活性物质始终是化学结构多样性先导物的重要而不可替代的源泉

疾病诊疗领域

随着诊断医学和转化医学（translation medicine）的快速发展，生物标记和诊断试剂的设
计和制备将是药物化学的又一新领域。人类功能基因组的不断发展，使许多与疾病相关的
蛋白质被鉴定，蛋白质类药物将成为今后新药研究的热点

图 5-12　药物化学的研究发展方向

药物化学的学习目标

掌握各类药物的基本结构、了解典型药物的制备原理和合成路线

掌握各类药物中典型药物的结构或结构特点、理化性质，为药物的制备、调剂、检验提供化学
基础理论知识，解决实际问题

掌握与药物的贮存、保管有关的化学原理，即药物化学结构和其稳定性之间的关系，能分析其
在贮存过程中可能发生的化学变化，熟悉临床常用药物的贮存、保管，以确保用药安全有效

熟悉典型药物的构效关系及药效基团、毒性基团。了解典型药物在体内的代谢过程、方式、产
物及典型药物与受体作用的基团、方式、过程，了解药物的化学结构改造方法

了解新药开发的基本原理、途径与方法以及基本技术

图 5-13　药物化学的学习目标

药物化学的学习方法

应将基础化学特别是有机化学的基础打好

学会归纳总结，培养自学能力

学会记忆，采用机械记忆与理解记忆相结合的方法

认真做练习，遇到疑难问题及时解决

图 5-14　药物化学的学习方法

药物化学的学习资料

推荐学习书目

张彦文主编的《药物化学》

郑虎主编的《药物化学》

推荐学习网站

http://www.dxy.cn

http://www.cnki.net

http://www.wanfangdata.com.cn

图 5-15　药物化学的学习资料

项目三 认识药剂学

1 什么是药剂学

药剂学(pharmaceutics)是以药物制剂为中心,研究其基本理论、处方设计、制备工艺、质量控制和合理应用的综合性技术学科。药剂学的基本任务是将药物制成适合患者使用的给药形式(简称剂型),满足医疗卫生工作的需求。剂型(dosage form)包括片剂、胶囊剂、注射剂和溶液剂等。

2 药剂学的发展简史

药剂学的发展经历了漫长的历史时期,随着社会的发展而前进,特别是 19 世纪科学与工业技术的蓬勃发展,使得药剂学这门学科朝着科学化的新阶段大步迈进。

2.1 国外药剂学发展简史

国外药剂学发展简史见图 5-16 至图 5-18。

(1) 18 世纪以前(图 5-16)。

```
┌──────────────┐
│ 18世纪以前    │
└──────┬───────┘
       │  ┌──────────────────────────────────────────────────────────┐
       ├──│ 国外药物制剂发展较早的是古埃及与古巴比伦土国(今伊拉克地区),约公元前1552年的著作《伊伯氏 │
       │  │ 纸草本》记载有散剂、硬膏剂、丸剂、软膏剂等剂型和一些药物的处方和制备方法等 │
       │  └──────────────────────────────────────────────────────────┘
       │  ┌──────────────────────────────────────────────────────────┐
       ├──│ 被西方各国认为是药剂学鼻祖的盖仑(Galen)(公元131—201年)是罗马籍希腊人(与我国汉代张仲景 │
       │  │ 同期),在盖仑的著作中记述了散剂、丸剂、浸膏剂、酒剂等多种剂型,人们称之为"盖仑制剂",至 │
       │  │ 今还在一些国家应用 │
       │  └──────────────────────────────────────────────────────────┘
       │  ┌──────────────────────────────────────────────────────────┐
       └──│ 1498年由佛罗伦萨学院出版的《佛罗伦萨处方集》被视为欧洲第一部法定药典 │
          └──────────────────────────────────────────────────────────┘
```

图 5-16 18 世纪以前国外药剂学发展史

(2) 18 世纪至 19 世纪(图 5-17)。

```
┌──────────────┐
│ 18世纪至19世纪 │
└──────┬───────┘
       │  ┌──────────────────────────────────────────────────────────┐
       ├──│ 从植物中提取出吗啡、咖啡因等单体药物;伴随着有机化 │
       │  │ 学的发展,药物从天然物质逐步转变为化学药物 │
       │  └──────────────────────────────────────────────────────────┘
       │  ┌──────────────────────────────────────────────────────────┐
       ├──│ 1843年William Brockedon首次发明压片机 │
       │  └──────────────────────────────────────────────────────────┘
       │  ┌──────────────────────────────────────────────────────────┐
       ├──│ 1847年Murdock发明了硬胶囊剂 │
       │  └──────────────────────────────────────────────────────────┘
       │  ┌──────────────────────────────────────────────────────────┐
       └──│ 1886年Limousin发明了安瓿,使注射剂得到了迅速发展 │
          └──────────────────────────────────────────────────────────┘
```

图 5-17 18 世纪至 19 世纪国外药剂学发展史

(3) 20 世纪至今(图 5-18)。

2.2 国内药剂学发展简史

中国的传统医药文化历史悠久,博大精深,而中药药剂学(古称"方剂学")则是我国医药遗产中的重要组成部分。"神农尝百草"是先祖对于医药实践的写照,也是对古代医药起源的追溯。纵观我国药剂学的发展简史,可以划分为起源、交流与成熟、革新与复兴三个阶段(图 5-19 至图 5-21)。

(1) 起源阶段(图 5-19)。

(2) 交流与成熟阶段(图 5-20)。

20世纪至今

1938年发生了震动美国的"磺胺制剂"事件，起因是药剂师采用有毒的二甘醇作为溶剂制备磺胺酏剂供小儿服用，事件共造成107起死亡。各国政府由于这一事件提高了对于药事的监管力度，对药剂学的研究和应用制定了新的规范

20世纪初第二次工业革命，药剂学不断规范化并逐渐成为一门独立学科

20世纪50年代物理化学的部分理论如溶解理论、流变学、粉体学等知识进一步促进了药剂学的发展

20世纪60～80年代，高分子材料、生物技术、电子技术、信息技术、纳米技术等学科的发展和应用，大大拓宽了药物制剂的设计思路，使剂型的处方设计、制备工艺和临床应用进入了系统化和科学化阶段，剂型的概念得以进一步延伸，诞生了给药系统的概念

20世纪80年代开始，生物药剂学与药代动力学开始发展起来，使原来的从体外化学标准来评价药物制剂转向体内外相结合，将药物剂型的设计和研制推入了生物药剂学和临床药剂学时代。同时，新辅料、新工艺和新设备的不断出现，也为药剂学的发展奠定了十分重要的基础

图 5-18   20 世纪至今国外药剂学发展史

起源阶段

早期中药药剂学的起源发展与古代烹饪技巧的成熟密不可分。公元前2100年左右的夏禹时期，人们就发现了酒的酿制方法

商代人们发现酒可以"通血脉，行药势"，开始使用药酒或酒曲进行疾病治疗，可以认为它们是酊剂和曲剂的雏形。著名医书《黄帝内经》记载了汤剂、丸剂、散剂、膏剂和酒剂等剂型

汉代名医张仲景著有《伤寒杂病论》和《金匮要略》，收载了栓剂、洗剂、浸膏剂、糖浆剂、丸剂和锭剂等剂型。据说有一次张仲景遇到一位大便干结的患者，但这位患者因身体虚弱，不适合服用泻药。其他医生均对此束手无策，而张仲景首次采用蜂蜜制备锭剂，进行直肠给药，这是我国医药学史上最早的直肠给药

与汉代名医张仲景同一时期的另一位医药大家华佗，也对我国药剂学的发展做出了重要贡献。华佗发明了用于外科手术的全身麻醉剂麻沸散，比西方牙科医生发明乙醚麻醉术早了1600余年

图 5-19   国内药剂学起源阶段

交流与成熟阶段

南北朝时期，中药学和方剂学已经成为成熟的学科，学术界逐渐开始重视药剂学，特别是药剂学的交流和融合。这一时期，由于佛教东流，不少医药典籍都具有佛门特色，如《释僧深药方》《申苏方》《小品方》等，这些典籍在一定程度上是古代医药技术交流的产物

唐朝还以官方名义颁布了世界史上第一部官方药典《新修本草》，此后医药学家对中药材及其制剂的质量可控性的重视程度显著提高

明朝的著名医药学家李时珍花费了近三十年编写的《本草纲目》收载了药物1800余种，剂型60余种，附图1000余幅，药方10000余个，是我国16世纪前药学成就的巅峰。《本草纲目》被视为中国医药的百科全书，已被翻译成多种外语并得到了国外学者的深入研究

图 5-20   国内药剂学交流与成熟阶段

（3）革新与复兴阶段（图 5-21）。

2.3   当代药剂学的发展现状

药剂学作为一门独立的学科，与物理化学、生物化学、药物化学、药理学、药代动力学、临床药学、临床医学、转化医学、工程学、计算机科学、药物经济学、药事管理学和社会药学等诸多学科有所交叉。目前，药剂学已发展成为机械化、智能化、精准化和个体化的综合性技术学科，其发展现状见图 5-22。

Note

革新与复兴阶段

鸦片战争之后，西方医药技术开始在我国广泛传播，促使了中国的医药革新
西医医院和药房在北京、上海、广州、宁波、厦门和海南等地陆续开设。另外，西方国家开始在我国建设西医药院校，宣传相关西药理论，自此，西方药剂逐渐在我国普及
借用西医国药的科学实验方法，对国医国药进行改良，于是中药药剂学的研究如雨后春笋一般涌现，许多研究论文发表在当时国内的学术刊物上，如《绍兴医药学报》《中华药学杂志》《医药学报》等
民国时期，中药药剂学作为中药学的一门独立的分支学科被确立，这对于国医国药科学化具有划时代的意义
1952年医药工业管理局和中国医药公司成立，明确规范药物及其制剂的生产、销售和供应事项，使制药工业得到迅速发展
1953年中央人民政府卫生部编纂出版了第一版《中华人民共和国药典》（简称《中国药典》）。《中国药典》对中西药制剂的质量标准作出了明确规定，为药剂学研发的规范化提供了指导，也为保障人民健康做出了重大贡献

图 5-21 国内药剂学革新与复兴阶段

认识当代药剂学的
发展现状

辅料开发、处方设计、制备工艺和制药设备的革新使传统药物制剂生产效率大大提高
在新型药物制剂系统方面，缓释、控释和靶向制剂是研究热点
随着相关领域的科技发展，智能给药系统已开始崭露头角。例如，2015年美国科学家首次开发了一种能实时监测血糖，并据检测结果向机体释放适量胰岛素的智能胰岛素贴片。这一系统可根据糖尿病患者的体重和对胰岛素的敏感性做个性化改进，体现了精准医疗（precision medicine）大背景下药物传递系统智能化的趋势
此外，药剂学已与美容、保健和食品领域有所交叉。生活中诸如微针面膜、维生素C泡腾片和益生菌饮料等，都可以找到药剂学相关理论和技术应用的影子

图 5-22 药剂学的发展现状

3 药剂学的基本任务

药剂学的基本任务是将药物制成符合各项质量标准要求的制剂，并将其应用于临床防病、治病和诊断疾病（图 5-23）。

4 药剂学研究的基本内容

4.1 药物剂型的设计

剂型是为适应治疗、诊断或预防疾病的需要而制备的不同给药形式，是临床使用的最终形式。剂型不仅可作为药物的传递体将药物通过特定的给药途径输送到体内发挥疗效，还可以改善药物性质，如增加溶解度和提高稳定性等，并影响药物的疗效和代谢。适宜的剂型能最大限度地发挥药物的疗效，减少不良反应，降低治疗成本，方便运输和使用。剂型设计可分为以下几种方式。

（1）依据临床需要设计（图 5-24）。

剂型根据医疗的需要、药物本身的治疗作用和适应证进行设计。

（2）依据药物的性质设计（图 5-25）。

剂型设计要考虑药物的性质，克服药物本身的某些缺点，充分发挥药物的疗效。

（3）依据市场因素设计（图 5-26）。

剂型设计还受生产可行性、成本、市场因素、知识产权及节能环保等因素的影响。

Note

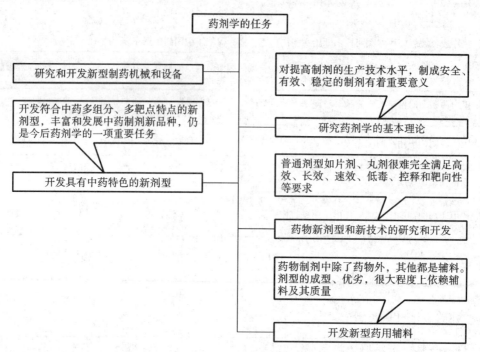

图 5-23　药剂学的基本任务

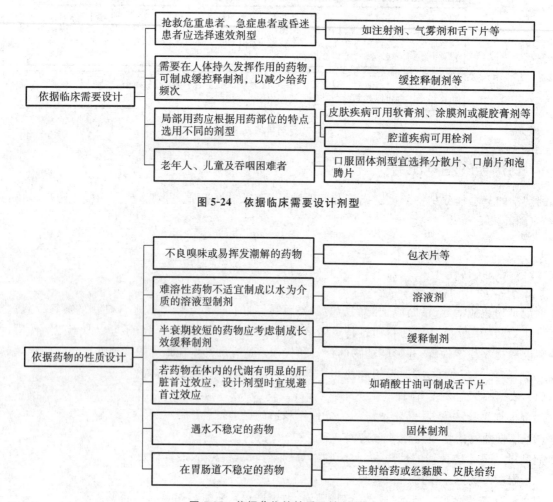

图 5-24　依据临床需要设计剂型

图 5-25　依据药物的性质设计剂型

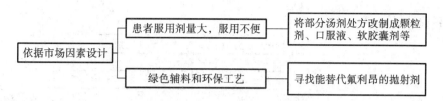

图 5-26　依据市场因素设计剂型

4.2　药物剂型的分类

目前,常用药物剂型有 40 余种,随着药剂学的发展,新的药物剂型不断呈现,常见分类方法有以下五种。

（1）按形态分类（图 5-27）。

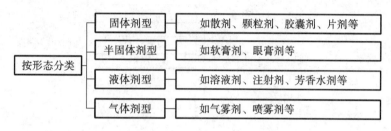

图 5-27　药物剂型按形态分类

（2）按给药途径分类（图 5-28）。

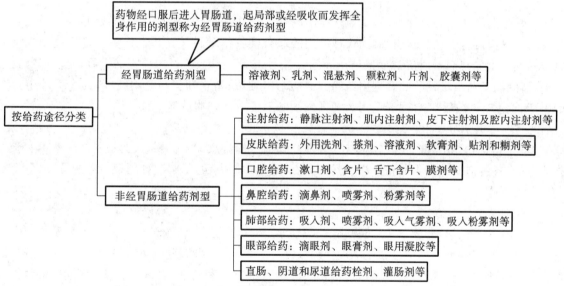

图 5-28　药物剂型按给药途径分类

（3）按分散系统分类（图 5-29）。

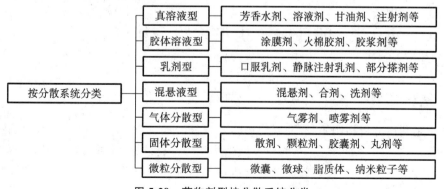

图 5-29　药物剂型按分散系统分类

Note

85

（4）按制法分类（图 5-30）。

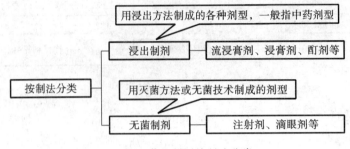

图 5-30　药物剂型按制法分类

（5）按作用时间分类（图 5-31）。

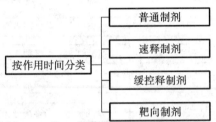

图 5-31　药物剂型按作用时间分类

5　如何学习药剂学

　　药剂学是药学专业必修课之一，是药学科学的分支学科。药剂学是以药物制剂为中心，研究其基本理论、处方设计、制备工艺、质量控制和合理应用的综合性技术学科。其基本任务是将药物制成符合各项质量标准要求的制剂，并将其应用于临床预防、治疗、诊断疾病。通过本课程的学习，应掌握药物剂型与制剂设计、制备与质量评价和合理用药等方面的基本理论、基本知识与基本技能，为今后从事药物制剂的生产、调配、质量控制、合理安全用药和开发新制剂奠定良好的基础。

　　（1）药剂学的学习要求。

　　掌握药物制剂的基本概念和基本理论、各种药物剂型的特点和质量要求、药物制剂的基本实验方法与技能；熟悉各种剂型的基本制备方法、制备工艺及质量控制方法；了解各种剂型所需的辅料、各个剂型制备的单元操作。

　　（2）药剂学的学习方法。

　　药剂学与物理化学、药物分析、药物化学、药理学、药代动力学、药物经济学、药事管理学等诸多学科都有所交叉。学习药剂学的前提在于掌握多门与之相关的基础课程，进一步掌握与药物制剂有关的基本概念和基本理论。在此基础上，掌握药剂学实验的基本方法和技能，合理分析实验现象，正确处理实验数据，在实践过程中加深对药剂学各种制剂有关的理论知识的理解。

项目四　认识药物分析学

1　什么是药物分析学

　　药物分析学是利用分析检测手段，发展药物的分析方法，研究药物的质量规律，对药物进行全面检验与控制的学科。它运用物理、化学、生物学及微生物学等学科的原理、方法和技术，获得药物质量相关的各种信息，以达到检测、判断、控制和提升药物质量的目标。药物分析学是一门研究与发展药品质量控制方法的"方法学科"和"眼睛学科"，是药学的一个重要组成部分，是药学类专业的专业核心课程。

药物分析并不能决定药品内在质量的好坏，它是通过对药品质量的准确评价，帮助人们正确认识药品，进而提高药品质量。当然，控制药品质量，应当是多方面、多学科、全过程的综合性工作，应当体现在药品的研发、生产、供应、使用和药品监督管理等各个环节。药物分析为全方位、全过程控制药品质量提供可靠依据，是药品质量控制环节的一个重要组成部分。

2　药物分析学的发展简介

（1）药物分析学的形成过程（图 5-32）。

药物分析学的
形成过程

我国自古便有神农尝百草之说，据《神农本草经》和《本草纲目》记载，古代中医主要根据药材的外观特性、气、味等感官反应和治疗效果，对天然药材进行分类鉴别和质量控制，以保障用药的安全和有效

18世纪末至19世纪，随着化学学科尤其是分析化学的发展，各种定性、定量分析方法得以建立并日渐成熟，人们已不满足于利用天然药材治疗疾病，开始了天然活性产物的分离鉴定及应用，并逐步发展形成了现代化的化学制药工业

药物分析方法和质量控制体系逐步形成，不断发展成为一门学科——药物分析学

图 5-32　药物分析学的形成过程

（2）药物分析方法的发展过程（图 5-33）。

药物分析方法的
发展过程

药物分析学发展初期主要应用化学分析方法对药物进行定性定量分析，其中滴定分析法在药物定量分析中一直占据着主导地位

20世纪70年代以后，色谱、光谱等仪器分析方法日益发展和成熟，逐步成为药品质量控制的主要分析方法

从20世纪90年代开始，色谱–光谱、色谱–质谱、色谱–核磁共振波谱等联用技术在药物分析中的应用逐渐增加，药物分析方法和技术进一步向高灵敏度、高通量、自动化和智能化的方向发展

21世纪，随着药学与生物学、影像学、工学等学科的交叉融合，分子生物学分析、影像学分析、芯片分析等新兴药物分析方法不断涌现

图 5-33　药物分析方法的发展过程

3　药物分析学的主要任务

药物分析学的主要任务见图 5-34。

4　药物分析学的主要内容

药物分析学的主要内容包括药品质量标准及其制订、药品质量检验和药物分析方法及方法验证。

4.1　药品质量标准及其制订

药品质量标准（简称药品标准）是根据药物自身的理化与生物学特性，按照批准的来源、处方、生产工艺、贮藏运输条件等所制定的，用以检测药品质量是否达到用药要求并衡量其质量是否稳定均一的技术规定，是药品现代化生产和质量管理的重要部分。

药品质量标准分为国家药品标准和企业内控药品质量标准。前者由国家药品监督管理局颁布，属于法定标准；后者由药品生产企业自己制定，不得低于国家药品标准要求，在企业内部使用。

药物分析学的
主要任务

药物分析学在药品研发中的任务：药物分析学不仅可对原料药、活性药物单体
和合成的新药进行药物分离分析、结构鉴定、质量分析及稳定性研究，还可对
创新药物进行体内样品分析

药物分析学在药品生产过程中的任务：药品生产过程直接影响其质量，必须按照
药物分析学对药物的生产过程进行质量分析控制和管理，才能保证药品质量合格

药物分析学在药物贮存中的任务：药品在流通和经营过程中，必须严格按照规定
条件进行贮存，以免温度、湿度和光照等因素引起药品质量变化。需根据药物分
析学对药品进行定期分析检测，考察药品质量变化

药物分析学在药物临床使用中的任务：应用药物分析学技术研究药物进入人体内
后的动力学过程，即药物在体内的吸收、分布、代谢和排泄过程，将为临床个体
化用药提供科学依据，保障临床合理用药

图 5-34　药物分析学的主要任务

(1) 国家药品标准。

国家药品标准是国家为保证药品质量所制定的关于药品的质量指标、检验方法及限度的技术要求，是药品生产、经营、使用、检验和监督管理部门共同遵循的法定依据。我国现行的国家药品标准主要有《中华人民共和国药典》(简称《中国药典》)和国家药品监督管理局颁布的其他药品标准。《中国药典》是国家药品标准的核心。

1949 年 10 月 1 日中华人民共和国成立后，党和政府十分关怀人民的医药卫生保健工作，同年 11 月卫生部召集在京有关医药专家研讨编纂药典问题。1950 年 1 月卫生部从上海调药学专家孟目的教授负责组建中国药典编纂委员会和处理日常工作的干事会，筹划编制新中国药典。第一部《中国药典》于1953 年发行，其先后经历了几次修订。现行版本为 2020 年版《中国药典》，自 2020 年 12 月 30 日开始实施。其中共收载品种 5911 种，新增 319 种，修订 3177 种，不再收载 10 种，品种调整合并 4 种。2020 年版《中国药典》主要由四部构成(图 5-35)。

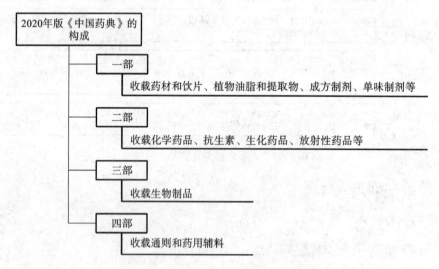

2020 年版《中国药典》的
构成

一部
收载药材和饮片、植物油脂和提取物、成方制剂、单味制剂等

二部
收载化学药品、抗生素、生化药品、放射性药品等

三部
收载生物制品

四部
收载通则和药用辅料

图 5-35　2020 年版《中国药典》的构成

(2) 药品质量标准的制订。

药品质量标准是国家对药品质量、规格及检验方法所作的技术规定，是药品生产、供应、使用、检验和药政管理部门共同遵循的法定依据。我国现行的药品标准分为三级：国家药典(《中国药典》)、部标准和地方标准(各省、自治区、直辖市药品标准)。

制定药品质量标准的原则有如下几点。

①从人民健康需要出发，坚持质量第一的观点。

②同一品种新药原则上只能制订一个部级标准,并有两年试行期,期满后修订转为正式标准。

③后申报的标准必须达到已申报的标准水平;若比已申报的标准先进,则按先进的药品标准修订。

④同时申报新药的,要统一标准,按其中高的标准制订;若因生产水平及工艺条件不同造成杂质项目检查有不同者,可将杂质检查项目共存。

⑤根据药品的生理效用和临床应用的方法合理性来制订。总之要体现"安全有效、技术先进、经济合理"的方针。

4.2 药品质量检验

药品质量检验(简称药品检验)是药物分析学的重要任务,其根本目的是保证药品的安全、有效。药品检验工作者必须具备扎实的药物分析学理论知识、正确熟练的实际操作技能、一丝不苟的工作态度、严谨求实的科学作风,以确保药品检验结果和结论的准确、公正。

(1)检验机构。

《中华人民共和国药品管理法》规定:药品监督管理部门设置或者指定的药品检验机构,承担依法实施药品审批和药品质量监督检查所需的药品检验工作。我国药品检验机构共分为四级:①国家级;②省、自治区、直辖市级;③市(地)、自治州级;④市、县级。

药品生产企业、药品经营企业和医疗机构的药品检验部门或者人员,应当接受当地药品监督管理部门设置的药品检验机构的业务指导,并负责药品生产、经营和使用过程中的质量检验任务,确保药品质量合格、安全有效。

(2)检验流程。

药品质量检验的基本程序:①取样(俗称检品收检);②检验;③留样;④撰写检验报告。

(3)检验项目与方法。

药品质量检验是以现行药典的规定作为标准来进行的,通常的检验项目与方法见图 5-36。

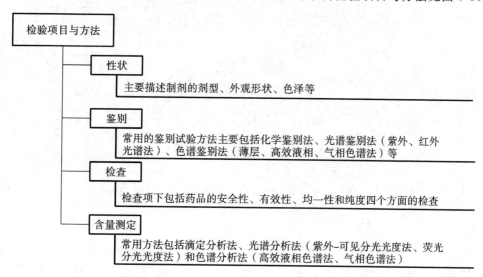

图 5-36 药品的检验项目与方法

4.3 常用药物分析方法及方法验证

4.3.1 常用药物分析方法

常用药物分析方法见图 5-37。

4.3.2 药物分析方法验证

药物分析方法验证的目的是判断采用的分析方法是否科学、合理,是否能有效控制药品的内在质量。需验证的检测项目分为鉴别、杂质检查(限度试验、定量试验)、定量测定(含量测定、溶出度、释放度等)和其他特定检测项目等。验证内容包括方法的专属性、线性、范围、准确度、精密度、检测限、定量限和耐用性等。

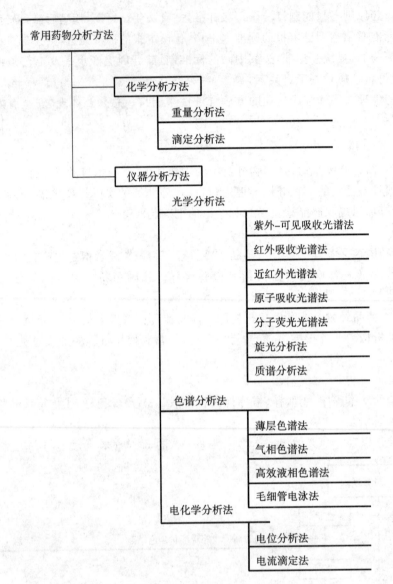

图 5-37 常用药物分析方法

（1）专属性。

专属性是指在其他成分（如杂质、降解物、辅料等）可能存在的情况下，采用的分析方法能够正确鉴定、检出被分析物质的特性。

（2）线性。

线性是指在设计的测定范围内，检测结果与供试品中被分析物的浓度（量）直接呈线性关系的程度。在设计的测定范围内制备被测物质浓度系列，至少制备 5 个浓度进行测定，以测得的响应信号作为被测物浓度的函数作图，观察是否呈线性，用最小二乘法进行线性回归。

（3）范围。

范围是指能够达到一定的准确度、精密度和线性的测试方法适用的试样中被分析物高低限浓度或量的区间。范围应根据剂型和检测项目的要求确定。含量测定的范围应为测试浓度的 80%～100% 或更宽；制剂含量均匀度的范围应为测试浓度的 70%～130%。根据剂型特点范围可适当放宽。对于溶出度，范围应为限度的 ±20%；如规定限度范围，则应为下限的 −20% 至上限的 +20%；对于释放度，如规定限度范围从 1 小时后为 20% 至 24 小时后为 90%，则验证范围应为 0～110%。杂质测定的范围应根据初步实测结果，拟订出规定限度的 ±20%。如果含量测定与杂质测定同时进行，用面积归一化法，则线性范围应为杂质规定限度的 −20% 至含量限度（或上限）的 +20%。

（4）准确度。

准确度是指用该方法测定的结果与真实值或认可的参考值之间接近的程度，有时也称真实度。准确度应在规定的范围内建立，对于制剂一般以回收率试验来进行验证。试验设计需考虑在规定范围内，制备 3 个不同浓度的试样，各测定 3 次，即测定 9 次，报告已知加入量的回收率（％）或测定结果平均值与真实值之差及其可信限。

（5）精密度。

精密度是指在规定的测试条件下，同一均质供试品，经多次取样进行一系列检测所得结果之间的接近程度（离散程度）。精密度一般用偏差、标准偏差或相对标准偏差表示。用标准偏差或相对标准偏差表示时，取样测定次数应至少为 6 次。精密度可以从 3 个层次考察：重复性、中间精密度和重现性。重复性是指在同样的操作条件下，在较短时间间隔内，由同一分析人员测得结果的精密度。重复性测定可在规定范围内，至少用 9 次测定结果进行评价，如制备 3 个不同浓度的试样，各测定 3 次；或 100％的浓度水平，用至少测定 6 次的结果进行评价。中间精密度是指在同一实验室，实验室内部条件（如时间、分析人员、仪器设备）改变时测定结果的精密度。重现性是指不同实验室之间不同分析人员测定结果的精密度。当分析方法将被法定标准采用时，应进行重现性试验。

（6）检测限。

检测限是指试样中的被分析物能够被检测到的最低量，但不一定要准确定量。该验证指标的意义在于考察方法是否具备灵敏的检测能力。检测限的测定方法分为直观法和信噪比法。直观法是通过对一系列已知浓度检测物的试样进行分析，并以能准确、可靠地检测被测物的最小量或最低浓度来建立；信噪比法一般以信噪比为 3∶1 时相应的浓度或注入仪器的量确定检测限。

（7）定量限。

定量限是指试样中的被分析物能够被定量测定的最低量，其测定结果应具有一定的准确度和精密度。定量限体现了分析方法是否具备灵敏的定量检测能力。定量限一般根据信噪比为 10∶1 时相应的浓度或注入仪器的量进行确定。

（8）耐用性。

耐用性是指测定条件发生小的变动时，测定结果不受影响的承受程度。耐用性主要考察方法本身对于可变试验因素的抗干扰能力。典型的变动因素：液相色谱法中流动相的组成、流速、pH、不同厂牌或不同批号的同类型色谱柱、柱温等；气相色谱法中载气及流速、不同厂牌或批号的色谱柱、固定相、担体、柱温、进样器、检测器温度等。

5 药物分析学研究发展方向

近年来，分析化学的不断进步，尤其是仪器分析和计算机技术的不断发展，为药物分析学的发展提供了不竭的动力，各种药物分析新技术、新方法不断涌现（图 5-38）。目前，药物分析学发展的主要趋势是能够快速、简便地从复杂的样品体系，特别是生物样品中，高灵敏、准确地检测出某些微量药物及其代谢物的含量。

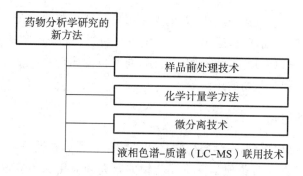

图 5-38 药物分析学研究的新方法

6 药物分析学的学习方法与学习资料

（1）药物分析学的学习方法见图5-39。

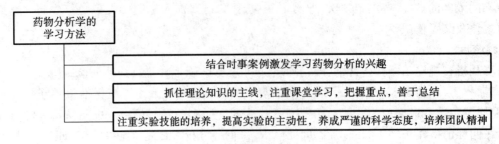

图 5-39 药物分析学的学习方法

（2）药物分析学的学习资料见图5-40。

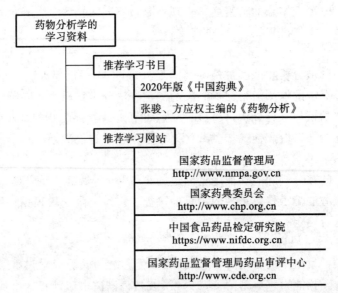

图 5-40 药物分析学的学习资料

项目五　认识药理学

1 什么是药理学

药理学是研究药物与机体（包括病原体）间相互作用规律和机制的一门学科。它运用生理学、病理学、微生物学、免疫学等医学基础理论，运用药剂学、药物分析学、药物化学、天然药物化学等药学基础理论，阐明药物对机体（包括病原体）的作用和作用机制，同时也阐述药物在临床上的主要适应证、不良反应与禁忌证、药物的体内过程及药物的用法等。

2 药理学的研究内容

药理学是基础医学与临床医学、医学与药学之间的桥梁学科。在药理学科学的理论指导下进行临床实践，在实验研究的基础上丰富药理学理论。药物的研究和应用除了要尊重科学规律，还要依照法律、法规和相关指导原则的规定，以保障人们的生命健康。药理学研究的内容包括药物效应动力学（pharmacodynamics）和药物代谢动力学（pharmacokinetic）。

Note

2.1 药物效应动力学的研究内容

药物效应动力学的研究内容见图5-41。

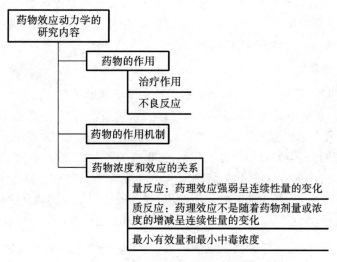

图 5-41 药物效应动力学的研究内容

2.2 药物代谢动力学的研究内容

药物代谢动力学的研究内容见图5-42。

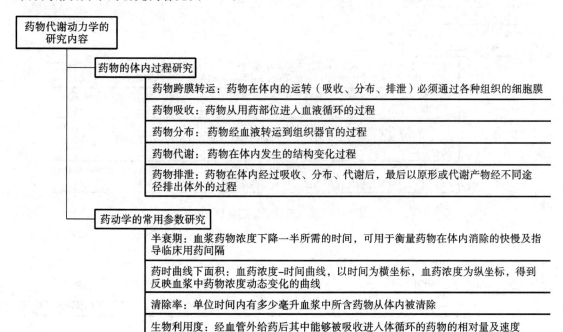

图 5-42 药物代谢动力学的研究内容

3 药理学的起源和发展

药理学的发展与药物的发现、发展有紧密联系,可分为早期经验积累、实验药理学和现代药理学三个阶段。

3.1 早期经验积累阶段

古代人们为了生存,从生活经验中得知并应用某些天然药物治疗伤痛与疾病,例如饮酒止痛、大黄导泻、麻黄止喘等。我国现存最早的药物学专著《神农本草经》与古埃及的《伊伯氏纸草本》记载了多种动物、植物、矿物药的作用。明朝李时珍所著的《本草纲目》已译成七国文字,对我国乃至世界药物学的发展都有着巨大贡献。

17世纪末的西方国家，人们效仿物理学科的研究方法，利用观察和实验手段逐渐建立起科学的药学研究体系。随着药学研究在疾病研究中价值的凸显，医生们开始将这些方法应用到传统药物的研究与治疗中。因此，药物学开始作为药理学的早期阶段发展起来，主要关注药物制剂和临床使用。然而，由于缺少药物活性物质的纯化方法及药理作用的统计学检验方法，药物的作用机制并未真正掌握。

3.2 实验药理学阶段

药理学产生于19世纪，德国 R. Buchheim 在实验生理学基础上建立起系统药理学研究，他建立了第一个药理实验室，写出第一本药理教科书，也是世界上第一位药理学教授，使药理学成为了一门独立的学科。19世纪20年代开始了器官药理学研究，R. Buchheim 的学生 O. Schmiedeberg 开始研究药物的作用部位，逐渐使实验药理学发展为器官药理学，突出成就就是研究植物药物和从原来具有治疗作用的植物来源药物中分离得到的有效成分的药理作用，并为受体学说的建立奠定了基础。英国生理学家 J. N. Langley(1852—1925 年)提出的药物作用学说，现已被证实是许多特异性药物作用的关键机制。

3.3 现代药理学阶段

进入20世纪50年代，实验医学发展的动物模型，为实验药理学提供了新的研究方法和技术，使得随着有机化学发展而来的大量对天然有效成分进行分子结构改造及新合成的化合物得以在实验动物模型上进行筛选，开创了新药发展的黄金时代。这一阶段药理学的发展，主要为新药研究与开发提供了理论、技术和方法，使得人们能对药物进行广泛的筛选和研究药物作用机制。

（1）现代药理学的起源阶段（图 5-43）。

现代药理学的起源阶段 18世纪末至19世纪初
意大利生理学家 F. Fontana 通过试验对千余种药物进行了毒性测试，得出了天然药物都有活性成分选择性作用于机体的某个部位而引起的典型反应的结论
德国科学家 F. W. Sertürner 从罂粟中分离提纯吗啡，并用实验生理学方法证明了其对犬的镇痛作用
法国人 Magendi 和 Bernald 用青蛙做的经典实验，分别确定了士的宁作用于骨髓、简箭毒碱作用于神经肌肉接头，阐明了它们的药理作用特点，为药理学提供了可靠的实验方法
R. Buchheim 和 O. Schmiedeberg 创建了实验药理学，用动物实验的方法，研究药物对机体的作用，分析药物的作用部位，从而使药理学成为一门独立的学科

图 5-43 现代药理学的起源阶段

（2）现代药理学的发展阶段（图 5-44）。

现代药理学的发展阶段 20世纪初至20世纪50年代
1909年，德国微生物学家 P. Ehrlich 从近千种有机砷化合物中筛选出对梅毒治疗有效的新胂凡纳明
1940年，英国微生物学家 H. W. Florey 从青霉菌中分离出青霉素
20世纪30—50年代，许多抗生素、抗疟药等纷纷面世，开创了化学药物治疗疾病的新纪元，是药理学发展史上一个新的里程碑

图 5-44 现代药理学的发展阶段

（3）现代药理学新阶段（图 5-45）。

4 药理学的学习内容

学习药理学的主要目的是要理解药物的作用、作用机制及如何充分发挥其临床疗效，要理论联系实际，了解药物在发挥疗效过程中的因果关系。具体学习内容见图 5-46。

现代药理学新阶段
20世纪中以来

1953年，DNA的双螺旋结构被发现后，许多生物大分子物质的结构和功能被世人认识，加深了人们对生命本质以及药物分子与生物大分子之间相互作用规律的认识，促使药理学的研究从宏观进入微观，从系统、器官深入到分子水平

1982年，第一个基因工程药物重组人胰岛素投入市场，在临床上广泛使用

图 5-45　现代药理学新阶段

药理学的学习内容

基本理论

掌握药理学的基本概念、药代学和药动学原理

掌握首过效应、半衰期、生物利用度、不良反应、受体的概念和药物作用机制

熟悉药物在机体内吸收、分布、代谢、排泄过程

了解影响药物作用的因素

基本知识

熟悉各系统药物的分类及代表药，代表药的作用特点

掌握各系统药物的药理作用、临床应用、不良反应和禁忌证，并比较同类药物之间的异同

了解药理学前沿研究动态和最新进展

基本操作

掌握各种动物实验和细胞实验的原理和目的

掌握实验动物的选择、捕拿、给药等基本操作

掌握实验细胞的选择和培养技术

掌握各种检测仪器的使用方法

图 5-46　药理学的学习内容

5　药理学的学习方法与学习资料

（1）药理学的学习方法见图 5-47。

药理学的学习方法

博学多记：养成课前、课后及时而有针对性地预习和复习相关知识的良好习惯

把握药物的共性与个性：根据药物分类及代表药，把握每类药物的共性；运用归纳、比较法等总结出常用药物的特点，以促进记忆、巩固知识

理论与实践相结合：将实验课和临床常用药物应用案例结合，有助于理论联系实际

图 5-47　药理学的学习方法

（2）药理学的学习资料见图 5-48。

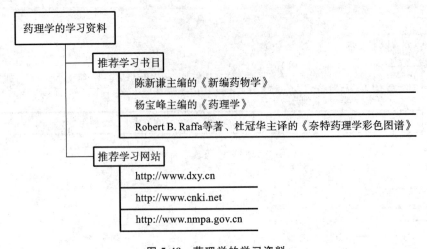

图 5-48　药理学的学习资料

项目六　认识药事管理学

1　什么是药事管理学

1.1　药事

（1）药事的定义。

药事,是药学事业的简称,是指与药品的研制、生产、流通、使用、价格、广告、监督等活动有关的事,也可以说药事是指有关药品生命周期中各个环节相关活动的事。

（2）药品的生命周期。

药品的生命周期是指药品从研发开始到退出市场为止的全部过程(图 5-49)。

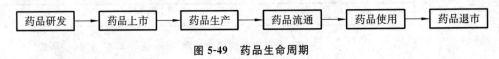

图 5-49　药品生命周期

1.2　药事管理

1.2.1　药事管理的定义

药事管理是指对药学事业的综合管理,是运用管理学、法学、社会学、经济学的原理和方法对药事活动进行研究,总结其规律,并用以指导药事工作健康发展的社会活动。

1.2.2　药事管理的分类

药事管理分为宏观药事管理和微观药事管理。

（1）宏观药事管理。

宏观药事管理是国家政府的行政机关,依据国家的政策、法律,运用法定权力,为实现国家医药卫生工作目标,对药事进行有效治理的管理活动,在我国称药政管理或药品监督管理,其主要内容见图 5-50。

（2）微观药事管理。

微观药事管理是指药事单位各部门内部的管理,主要包括人员、财务、物资设备、技术等方面管理工作,以提高药品和药学服务质量为目的的研发、生产、经营、使用管理实践活动。

1.2.3　药事管理的目的

药事管理的目的是保证公众用药安全、有效、经济、合理、及时方便,不断提高国民的健康水平,促进经济社会协调发展。达成药事管理目的的措施有两种:①药品的研制、生产、流通、使用过程中,相关机构

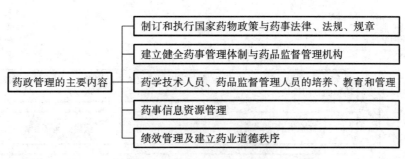

图 5-50　药政管理的主要内容

严格遵守药事管理法律法规及相关技术要求,有法必依;②国家药品监督管理部门依法对药事机构实施有效的监督管理。

1.3　药事管理学

(1)药事管理学的定义。

药事管理学是应用社会学、法学、经济学、管理学与行为科学等多学科的理论与方法,研究"药事"的管理活动及其规律的学科体系,是以药品质量监督管理为重点、解决公众用药问题为导向的应用学科,具有社会科学的性质。

药事管理学是适应药学事业科学化管理的需要而产生的一门学科,其发展和完善对药学事业的健康发展起到重要的保障和推动作用。因此,药事管理学是高职药学专业教育中的必修课之一,是专业核心课程之一,也是我国人事部和国家药品监督管理局共同组织的执业药师资格考试中必考的科目之一。

(2)学习药事管理学的目的和意义。

药事管理学是随着我国医药事业的发展和需要而发展起来的。药事管理学是 20 世纪 80 年代初在我国兴起的一门介于药学、法学与管理学之间的新兴边缘学科,它涉及社会学、心理学、经济学、法学等一系列相关学科,知识面宽、涉及范围广、应用性强,与药学其他专业课程有较大区别。它的目标是通过科学的管理,即运用先进的管理方法、管理技术和管理手段,对药品的研究、生产、经营和使用过程进行组织、指挥、协调和监督,以合理的人力、财力、物力的投入,达到在最佳条件下治疗、预防疾病的目的,从而提高人民的健康水平,促进我国药学事业的规范化、科学化、法治化和国际化管理。

2　药事管理的发展简介

药事管理早在古代社会便产生萌芽,但那时主要的管理工作只是围绕奴隶主、封建统治者追求自身的健康与"长生不老",以维护其统治地位和利益而展开的。经过长期的发展,不同的统治阶级对药事管理的内容、方式与方法进行了重大的调整与改变。随着药学实践的不断深入,人们对药品认识的不断深化,药事管理所服务的对象,从过去的少数统治阶级发展到如今的广大民众。

由于各国历史文化背景的差异、社会经济发展的不平衡,当今各国药学实践发展所处阶段也不尽相同。各国药事管理发展水平存在一定的差异,药事管理的范畴和方法等也不尽相同。

2.1　国外药事管理发展历程

国外药事管理发展历程分为古代药事管理和近代药事管理两个阶段。

2.1.1　国外古代药事管理的发展

国外古代药事管理发展历程见图 5-51。

2.1.2　国外近代药事管理的发展

国外近代药事管理发展历程见图 5-52。

2.2　我国药事管理的发展历程

我国药事管理分为古代药事管理、近代药事管理和现代药事管理发展三个阶段。

2.2.1　我国古代药事管理的发展

我国古代药事管理发展历程见图 5-53。

Note

国外古代药事
管理发展历程

公元754年，阿拉伯人在巴格达城建立的药房被认为是当时一所独立配制和发售药物的专门机构

8世纪后在意大利的萨莱诺、西班牙的托利多相继建立了药房，有了药剂师

公元10世纪，阿拉伯政府的法律已明确规定贩卖假药、过期药是犯罪行为，并要受到相应的制裁。药事管理法律法规日益增多

1498年由佛罗伦萨学院出版的《佛罗伦萨药典》被视为欧洲第一部法定药典

1546年《纽伦堡药典》的出版，对意大利、瑞士、法国、西班牙等国编纂药典起了十分重要的促进作用，促进了当时的药品标准化建设

图 5-51　国外古代药事管理发展历程

国外近代药事
管理发展历程

中世纪晚期，欧洲就有许多国家出现了药学行业协会

1617年创立了伦敦药剂师协会

1841年伦敦药剂师协会成为大英药学会（英国皇家学会）

1852年美国药物协会建立，它的活动几乎包括了药学事业各方面，推动了美国药学事业的发展

图 5-52　国外近代药事管理发展历程

我国古代药事管理的发展
（公元前11世纪至1840年）

周武王时期，我国便建立了最早的医药管理制度。《周礼》所载的六宫体制中，把医师归于天宫管辖

秦朝时已设立了医药行政管理机构，设有太医令，掌管医药政令

后汉时期医药管理开始分设，设"药丞、方丞各一人"。这个时期对药物的研究也更为深入，我国最早的药学专著《神农本草经》即在此时期问世

唐显庆四年，朝廷指定苏敬、李勣等20余人编写《新修本草》。《新修本草》又称《唐本草》，是我国历史上第一部由政府颁布的药典，也是世界上最早的一部法定药典

宋朝设置的药事管理机构有御药院和尚药局。1076年，宋朝太医局创立"卖药所"，又称"熟药所"，出售丸、散、膏、丹等成药

图 5-53　我国古代药事管理发展历程

2.2.2　我国近代药事管理的发展

我国近代药事管理发展历程见图 5-54。

我国近代药事管理的发展情况
（1840—1949年）

鸦片战争期间，西方资本主义国家派遣大量的传教士到我国各地，他们设立医院、出售西药，西医、西药开始在我国传播

1905年，清政府始建全国的卫生行政机构，在警政部下设卫生科，后又在内务部下设卫生司

1907年中华药学会成立，1942年该会更名为中国药学会。它是中国成立最早的自然科学团体，对药学人员的培养和药学学术的交流等工作起到了较大的推动作用

1929年公布了《药师暂行条例》《管理药商规则》，1937年公布了《细菌学免疫制品管理规则》

1947年，药品仪器检验局成立，开始展开药品检验工作

图 5-54　我国近代药事管理发展历程

2.2.3　我国现代药事管理的发展(1949 年至今)

新中国成立伊始，我国药事管理工作就建立起来。1984 年，我国的药事管理工作逐步实现规范化与法治化，主要表现在以下方面。

(1)《中华人民共和国药品管理法》的颁布与修订。

《中华人民共和国药品管理法》于 1985 年 7 月 1 日实施，这是我国第一部有关药品管理的法律。先后经历几次修订，现行版本是 2019 年 8 月 26 日修订、2019 年 12 月 1 日实施的版本。它以药品监督管理为中心内容，深入论述了药品评审与质量检验、医疗器械监督管理、药品生产经营管理、药品使用与安全监督管理、医院药学标准化管理、药品稽查管理、药品集中招投标采购管理等问题，对医药卫生事业的发展具有科学的指导意义。

(2)专门的药品监督管理机构。

我国药品监督管理机构包括药品行政监督管理机构和药品技术监督管理机构。

药品行政监督管理机构代表国家行使行政监督管理的职权。中华人民共和国成立以来，由卫生行政等部门监督管理药品，经过多次机构改革，2018 年单独组建国家药品监督管理局（NMPA），主管药品行政监督管理职能，其主要职能见图 5-55。

国家药品监督管理局主要职能

负责药品（含中药、民族药，下同）、医疗器械和化妆品安全监督管理

负责药品、医疗器械和化妆品标准管理、注册管理、质量管理

负责药品、医疗器械和化妆品上市后风险管理

负责执业药师资格准入管理

负责组织指导药品、医疗器械和化妆品监督检查

负责药品、医疗器械和化妆品监督管理领域对外交流与合作，参与相关国际监管规则和标准的制定

负责指导省、自治区、直辖市药品监督管理部门工作

完成党中央、国务院交办的其他任务

图 5-55　国家药品监督管理局主要职能

药品技术监督管理机构即中国食品药品检定研究院及各省、市、县级药检所,是代表国家对药品质量实施技术监督管理的法定机构,其主要职能见图 5-56。

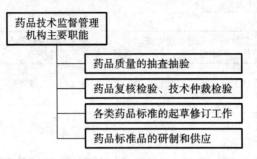

图 5-56　药品技术监督管理机构主要职能

3　我国药事管理学学科的发展历程

药事管理学于 20 世纪 30 年代传入我国,但发展一度比较缓慢。新中国成立后,药事管理学学科的发展也日渐活跃起来。尤其是在 1985 年《药品管理法》正式实施后,药事管理学学科得到了快速的发展,无论是在课程建设、人才培养、师资队伍建设方面,还是在学术交流与科研方面,都得到了长足进步。我国药事管理学学科的发展历程见图 5-57。

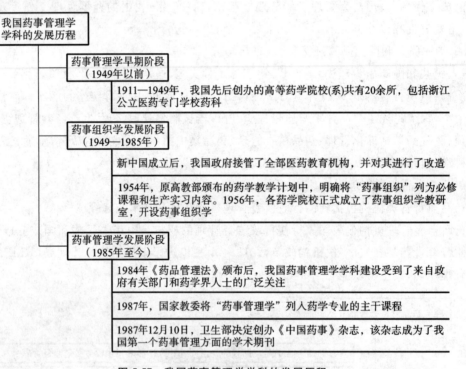

图 5-57　我国药事管理学学科的发展历程

4　药事管理学的研究内容

药事管理学的研究内容主要包括药事组织,药事体制,药品管理立法,药品研究、生产、经营、使用、信息诸方面的监督管理,药品知识产权保护及药学技术人员管理等(图 5-58)。

5　药事管理学的研究发展方向

21 世纪以来,药学事业和药事管理实践产生了巨大的发展变化,所取得的成就超过历史任何时期。药事管理学的研究十分活跃,学科体系日趋完善,主要的研究发展方向见图 5-59。

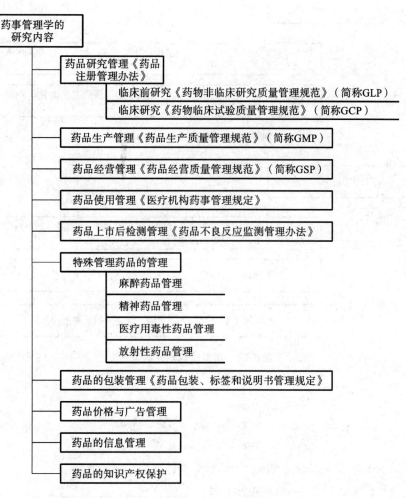

图 5-58 药事管理学的研究内容

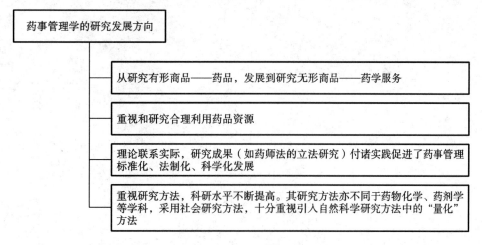

图 5-59 药事管理学的研究发展方向

6 药事管理学的学习目的与学习方法

（1）药事管理学的学习目的见图 5-60。

（2）药事管理学的学习方法见图 5-61。

Note

药事管理学的学习目的

熟练掌握我国药事各环节管理的法律法规要求，做到在药事各环节中知法、懂法、守法和捍卫法律

熟悉运用管理学、社会学、法学、经济学等学科的方法和手段来促进药品使用的安全、有效、经济及合理

图 5-60 药事管理学的学习目的

药事管理学的学习方法

结合药学其他课程和工作实际，借助药事管理学，学会如何安全、有效、经济及合理地生产、检验、使用药品

结合实际案例学，运用药事管理法律法规分析和解决药事问题

注重时效性，除了结合教材还要借助于网络学习最新的法规

图 5-61 药事管理学的学习方法

 思 考 题

（1）用思维导图的方式描述各学科的概念及学科任务。

（2）简述各学科发展简史和未来发展方向。

（3）根据各学科的学习方法和学习资料，去图书馆查找相关推荐书目进行阅读。

模块六　认识医学伦理道德

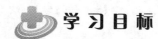

扫码看PPT

（1）了解医学伦理学的基本理论；
（2）了解当代医学伦理学的热点问题；
（3）能够简单讲述医学伦理学的发展简史。

项目一　道德与伦理

1　道德、职业道德、医学道德

道德是人类社会的一种重要意识形态。它以善恶为评价标准，主要依靠社会舆论、内心信念和传统习俗来调节人际关系的心理意识、原则规范和行为活动。道德由道德意识、道德规范和道德实践三个部分组成。

职业道德是指从事一定职业的人们在特定的工作环境或劳动中，必须遵守的与其特定的职业活动相适应的行为规范的总和。每个行业的道德就是职业道德，如医学道德、体育道德、司法道德、教师道德、演员道德等。

其中，医学道德，又称医德，是指医务人员在医疗卫生服务的职业活动中应具备的道德品质。因医学工作者直接面对患者，其工作与患者健康甚至生死直接相关，与其他职业道德相比，社会对医学道德有更高的要求。医学道德在长期的医疗卫生服务实践中形成，具有鲜明的实践性和稳定性。医学在全世界都具有的共同原则：研究和攻克疾病、救死扶伤、实行人道主义。无差异地救治患者以及三个共同原则使得医学道德具有全人类性质。此外，医学道德还具有继承性和连续性。高尚的医德和精湛的医术能够对人们的身心健康起到维护作用。医学道德可以对医务人员之间、医护人员和患者之间以及社会之间的关系起到协调作用；在医疗实践中，对医务人员的行为起到约束作用；在提高医疗服务质量、发展医学科学上可起到促进作用。古今中外的医学大家都非常重视医德修养，他们把高尚的医德与精湛的医术相结合，把救死扶伤、解除患者疾病、维护患者健康视为自己的神圣职责。

道德、职业道德和医学道德之间的关系可用图 6-1 表示。

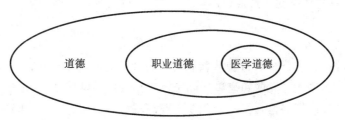

图 6-1　道德、职业道德和医学道德之间的关系

2　认识医学伦理学

伦理学是一门人文科学。"伦"是指人与人之间的关系,"理"是指道德观念和行为准则。"伦理"就是处理人们之间的相互关系所应遵守的道德规则。伦理学是研究关于道德及其起源和发展、人们的行为准则、人们相互间和人们对社会和国家的义务的学说。

医学伦理学则是伦理学的一个分支,它是把道德在医学领域中的特殊表现、各种医学道德现象和各种医学道德问题上升到理论的高度,从中概括出规律性的一门学科。作为医学伦理学的基本原理、原则和范畴,医德是研究医生和患者之间行为的准则,它是一种观念,也是一种行为,属于职业道德范畴。一般来说,医学伦理学是理论问题,比道德更进一步,是道德的概括,而医德则是实践问题,不仅是观念,而且是行为。现在我们讲医学伦理道德教育,既讲理论,又讲实践,这是在医药卫生单位建设社会主义精神文明的核心问题,是一门值得重视的学问,它对社会的发展、人类的生活、卫生事业都有很大影响,它对建设物质文明有推动作用。

医药伦理学的研究内容:①医德的基本理论;②医德的规范体系;③医德的实际活动;④生命伦理学。

医药伦理学的研究领域:①医务人员与患者之间的关系;②医务人员之间的关系;③医务人员与社会之间的关系;④医务人员与医学学科发展之间的关系。

项目二　医学伦理学的发展史

医学伦理,是在批判与继承的过程中发展的。它是一种特殊的职业道德,产生于人类与疾病斗争的医疗实践活动中,并随着医疗实践不断发展。

1　中国医学伦理学的发展史

1.1　中国古代医学道德的产生和发展

(1)萌芽时期。

从原始社会晚期到奴隶社会初、中期,人们虽然对疾病与健康的认识并不清晰,但有许多著作可以考究。《淮南子·修务训》记载:神农尝百草之滋味,水泉之甘苦,令民知所避就,当此之时,一日而遇七十毒。《帝王世纪》记载:伏羲画八卦,所以六气、六府、五藏、五行、阴阳、四时、水火、升降,得以有象,百病之理,得以类推;乃尝味百药而制九针,以拯夭枉焉。《通鉴外纪》记载:民有疾病,未知药石,炎帝始味草木之滋,尝一日而遇七十毒,神而化之,遂作方书,以疗民疾,而医道立矣。从神农、伏羲、黄帝、炎帝等这些远古医疗实践者的传说可以看出,祖国医德从开始就倡导行医者勇于探索和自我牺牲的精神,体现行医者的社会责任感。

(2)形成时期。

殷周到春秋战国时期,随着医学实践经验的不断丰富,医德的思想内容也不断丰富,百家争鸣的思想家更侧重对人性和自然方面的探讨,为医学理论和医学伦理思想注入活力,医德理论实践显现出传统医德的基本轮廓,医德思想体系初步形成。

(3)发展时期。

进入封建社会后,医者在社会上的地位比较低下,即使这样,在当时科技文化发展的推动下,医学的发展仍取得了长足的进步。各个时期的医学家不论是从自身实践,还是理论上都说明了医德的重要性,从而促进了我国传统医德思想的发展和完善。如东汉杰出的医学家张仲景,他的著作《伤寒杂病论》,不但继承了东汉以前的传统医德观念,还对医学的性质、宗旨以及医德、医书的发展作出了精辟的论述。他指出,治病应不分富贵贫贱,以救人活命为己任,以仁爱救人为准则。隋唐时期医德理论得到进一步规范,其中药王孙思邈的医德思想集中反映在他写的《备急千金要方》中,书中记载:人命至重,有贵千金,一方济之,德逾于此。孙思邈主张医者专业修养必须要"精",医德修养必须要"诚",要"先发大慈恻隐之心",廉洁正直,不得追求名利等。

(4)完善时期。

宋、元时期战争频繁、疾病流行,不仅产生了新的用药规范和治疗理论,还产生了十分具体的医德规范。如张杲的《医说》、寇宗奭的《医有八要》、林逋的《省心录·论医》、陈自明的《妇人大全良方》等,都对医德规范有了更具体而详细的论述。

明代受西方影响,各种医学著作中关于医德的论述更加广泛,更加深入,医德原则和规范更加完善。

清代社会氛围相对压抑,医学也趋于保守,影响较大的作品是喻昌的《医门法律》,它较为详细地论述了医者应遵守的职业道德原则和规范,确立了医德评价的客观标准。

1.2 中国近代医学伦理学的形成与发展

中国近代社会处在一个半封建、半殖民地的环境,面对国家民族存亡的境遇,医者爱国主义情怀涌现。许多具有爱国主义思想和民族主义思想的医生,开始探索救国救民的道路,他们的爱国主义精神充实了我国医学伦理思想的内容。从发展情况可以看出,这时期的医学伦理学得到了升华,突出体现了高度的爱国主义、人道主义和中西文化结合的特色(图 6-2)。

```
                    ┌─────────────────────────────────────────────┐
                    │ 1838年,林则徐领导的禁烟运动和何其伟的《救迷良方》拯救了中国超过四百万  │
                    │ 的吸食鸦片者,使他们脱离苦海,恢复健康,重新做人          │
                    └─────────────────────────────────────────────┘
                    ┌─────────────────────────────────────────────┐
                    │ 晚清时期,孙中山的医学伦理思想为"讲仁爱",鲁迅则怀抱"医学不仅可以解 │
                    │ 除病痛,更能成为民族进行社会改革的杠杆"的希望学医。两人都是从医生转为 │
 ┌──────────────┐   │ 革命家的,从医人转为医国,是从重医德进而重政德的代表        │
 │ 中国近代医学伦理学的 │   └─────────────────────────────────────────────┘
 │  形成与发展    │───┤ ┌─────────────────────────────────────────────┐
 └──────────────┘   │ 民国时期,随着中西方文化交流,我国逐步形成了中医、西医、中西医结合并存, │
                    │ 共同造福人类健康的新局面                    │
                    └─────────────────────────────────────────────┘
                    ┌─────────────────────────────────────────────┐
                    │ 1932年,宋国宾先生撰写并出版了我国第一部医学伦理学专著《医学伦理学》, │
                    │ 为我国近现代医学伦理学的发展作出了重要的贡献。从发展情况可以看出,这 │
                    │ 个时期的医学伦理学得到了升华,突出体现了高度的爱国主义、人道主义和中西 │
                    │ 文化结合的特色                         │
                    └─────────────────────────────────────────────┘
```

图 6-2　中国近代医学伦理学的形成与发展

1.3 中国现代医学伦理学的形成与发展

中国现代医学伦理学——社会主义医德的形成始于我国新民主主义革命时期。中国共产党为了适应长期革命战争需要,从无产阶级和劳动人民的根本利益出发,在继承和发扬我国古代医德的优良传统基础上,创建了人民医疗卫生事业,形成了具有战争特色的共产主义思想的医德(图 6-3)。

```
                    ┌─────────────────────────────────────────────┐
                    │ 新中国成立以后,防病治病,救死扶伤,全心全意为人民群众服务的医学伦理思 │
 ┌──────────────┐   │ 想和医学伦理原则,在更加广泛的范围内得到体现和发展        │
 │ 中国现代医学伦理学的 │   └─────────────────────────────────────────────┘
 │  形成与发展    │───┤
 └──────────────┘   │ ┌─────────────────────────────────────────────┐
                    │ 十一届三中全会后,我国卫生政策侧重于预防,重点放在农村和中西医结合上, │
                    │ 体现了社会主义医学伦理学的价值取向,即为社会绝大多数人谋利益      │
                    └─────────────────────────────────────────────┘
```

图 6-3　中国现代医学伦理学的形成与发展

1.4 生命与健康伦理学阶段

生命与健康伦理学是现代医学伦理学的进一步发展和完善,它不仅研究并回答了医学科学高度发展引发的医学难题,而且将研究范围由医疗卫生领域扩大到生命与健康科学的各个领域。

20 世纪 80 年代,我国医学伦理学开始进行比较系统的教学和科研,1981 年 6 月在上海举行了第一次全国医学伦理学学术讨论会,会议拉开了医学伦理学理论研究新的一幕。它标志着中国的医学界、理论界已开始认识到医学伦理学建设与发展的重要性,并且开始了我国的医学伦理学理论建设。会议提出符合国情的医德原则是"全心全意为人民服务;救死扶伤、防病治病;实行革命的人道主义"。1982年、1984年、1986年、1988年分别召开了第二、第三、第四、第五次全国医学伦理学学术讨论会,讨论议题不断深入,第五次会议后,中华医学会医学伦理学分会成立,标志着我国医学伦理学的理论队伍已经形成并走向正轨。1991年召开了第六次会议,总结了前10年的医德建设,并提出展望。

我国医学院校医药伦理学课程的开设、一大批的医学伦理学教材出版以及相关专业杂志的创刊,使得具有中国特色的医药伦理学体系基本确立并发展。20世纪90年代以来,社会主义市场经济的发展以及科学的进步,影响了人们的道德观念和价值观念。我国社会主义医学伦理学面临生命与健康伦理学的挑战,遇到了安乐死、临终关怀、人类辅助生殖技术、器官移植、严重缺陷新生儿的处理、人体试验等大量社会、伦理、法律问题。

2 国外医学伦理学的发展史

2.1 国外古代的医学伦理学阶段

国外古代的医学伦理学的发展时期包括古代和中世纪,也就是文艺复兴前。这一时期的医学伦理道德与我国古代情况相似,是属于经验医学阶段的医德,其特点是积累实践经验,并逐渐形成理论体系,带有明显的自然哲学的特色,是一种以尽义务为宗旨的行医美德(图6-4)。

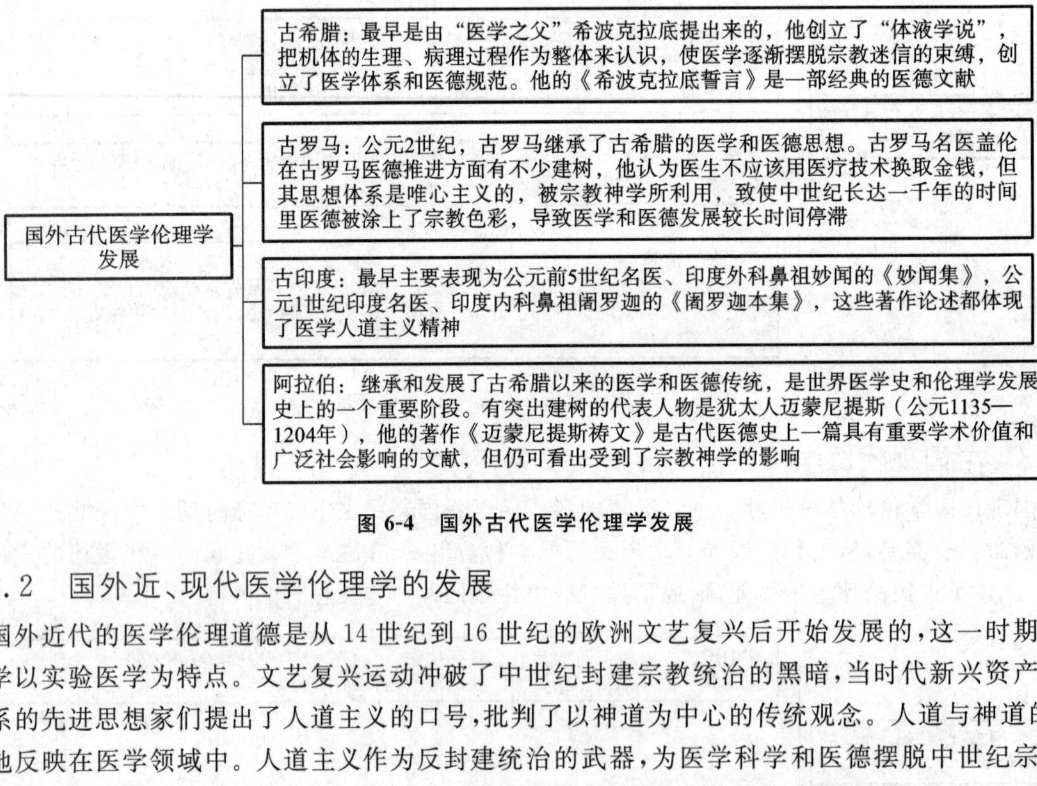

国外古代医学伦理学发展	古希腊:最早是由"医学之父"希波克拉底提出来的,他创立了"体液学说",把机体的生理、病理过程作为整体来认识,使医学逐渐摆脱宗教迷信的束缚,创立了医学体系和医德规范。他的《希波克拉底誓言》是一部经典的医德文献
	古罗马:公元2世纪,古罗马继承了古希腊的医学和医德思想。古罗马名医盖伦在古罗马医德推进方面有不少建树,他认为医生不应该用医疗技术换取金钱,但其思想体系是唯心主义的,被宗教神学所利用,致使中世纪长达一千年的时间里医德被涂上了宗教色彩,导致医学和医德发展较长时间停滞
	古印度:最早主要表现为公元前5世纪名医、印度外科鼻祖妙闻的《妙闻集》,公元1世纪印度名医、印度内科鼻祖阇罗迦的《阇罗迦本集》,这些著作论述都体现了医学人道主义精神
	阿拉伯:继承和发展了古希腊以来的医学和医德传统,是世界医学史和伦理学发展史上的一个重要阶段。有突出建树的代表人物是犹太人迈蒙尼提斯(公元1135—1204年),他的著作《迈蒙尼提斯祷文》是古代医德史上一篇具有重要学术价值和广泛社会影响的文献,但仍可看出受到了宗教神学的影响

图6-4 国外古代医学伦理学发展

2.2 国外近、现代医学伦理学的发展

国外近代的医学伦理道德是从14世纪到16世纪的欧洲文艺复兴后开始发展的,这一时期的医学伦理学以实验医学为特点。文艺复兴运动冲破了中世纪封建宗教统治的黑暗,当时代新兴资产阶级生产关系的先进思想家们提出了人道主义的口号,批判了以神道为中心的传统观念。人道与神道的斗争,尖锐地反映在医学领域中。人道主义作为反封建统治的武器,为医学科学和医德摆脱中世纪宗教统治和经院哲学的束缚起了巨大作用,促进了以实验医学为基础的医学科学迅速发展。

20世纪以来,医学科学的社会化使得医学对社会担负越来越多的道德责任。因此迫切需要更新制定世界医务人员共同遵守的国际性医德规范,从不同方面对医务人员提出国际性及全国性的医学道德原则。国外近、现代医学伦理学的发展见图6-5、图6-6。

2.3 生命与健康伦理学新阶段

现代医学的发展在很大程度上依赖于科学技术的进步,而新的科学技术在医学领域中的应用,必然会引起一系列的伦理问题。近三四十年以来,生殖技术与生育控制、死亡标准与安乐死、优生优育与缺陷新生儿处理、医疗资源分配与使用等问题,使传统的医学道德陷入了困惑。为研究这些难题,生命伦

16世纪：西班牙著名的医学家塞尔维特（1511—1553年）通过解剖学的研究，提出了血液的循环学说，否定了盖仑的"三灵气学说"；解剖学之父维萨里（1514—1564年）写下《人体构造》一书，为现代医学打下了完整的构架基础

17世纪：实验生理学的创始人之一，英国医生威廉·哈维（1578—1657年），在前人的基础上，用实验的方法创立了血液循环学说，成为生理学的先驱，他的学说标志着近代医学的大发展。医疗卫生成了一种社会性事业，医生与患者的个人关系扩大为一种社会关系

18世纪：德国柏林大学教授胡佛兰德（1762—1836年）在《医德十二箴》中提出了救死扶伤、治病救人的医德要求。医学伦理学作为一门独立的学科，首先产生于18世纪的英国，并以1803年托马斯·帕茨瓦尔的《医学伦理学》一书的出版为标志。该书不仅含有医患关系的内容，更引进了医际关系

19世纪以后：1847年美国医学会成立，以帕茨瓦尔的《守则》为基础，制订了医德教育标准和医德守则。1949年8月，61个国家在日内瓦举行会议，订立《关于保护战争受难者的日内瓦公约》，医学伦理学迈步走向成熟，日益向着系统化、规范化、理论化方向发展

国外近代医学伦理学的发展

图 6-5　国外近代医学伦理学的发展

世界医务人员共同遵守的国际性医德规范：
1946年——《纽伦堡法典》
1948年——《医学伦理学日内瓦协议法》
1949年——《国际医德守则》
1953年——《国际护士伦理规范》
1964年——《赫尔辛基宣言》
1968年——《悉尼宣言》
1972年——《齿科医学伦理的国际原则》
1975年——《东京宣言》《关于对拘留犯和囚犯给予折磨、虐待、非人道的对待和惩罚时，医师的行为准则》
1977年——《夏威夷宣言》

国外现代医学伦理学的发展

日本：1962年——《安乐死条件》
　　　1966年——《医道纲领》
　　　1971年——《日本齿科医疗伦理章程》
　　　1982年——《医院伦理纲领》
英国：1963年——《人体实验研究》的道德法规
　　　1974年——发布了基因工程研究工作的规定
美国：1968年——《器官移植的伦理原则》
　　　1973年——《患者权利法案》
　　　1976年——《美国护士章程》
　　　1984年——《关于体外授精的道德生命》
　　　1988年——《美国医院的伦理守则》
苏联：1970年——《苏联和各加盟共和国卫生立法纲要》
　　　1971年——《苏联医师宣言》
丹麦：1978年——《丹麦医学生毕业誓词》

图 6-6　国外现代医学伦理学的发展

理学应运而生。而今，医学伦理学已步入了生命和健康伦理学的崭新阶段。

3　中外医学伦理的差异

中国医德传统与国外医德传统分别产生于不同的历史文化背景，具有不同的医德价值观，但它们都是与医学相伴而生的，并且随医学的发展而发展，同为医学发展不可缺少的一部分。中外医学家都认为医学与人的生命密切相关，医术是"仁术"，强调行医者必须具有高尚的医德，以治病救人为唯一目的，不得以医谋私敛财。比较中外医德传统的异同，把握它们的一致性，分析它们的不同特点，让中外医德在相互学习借鉴中取长补短、共同繁荣、共同发展、共同进步，对于推动现代医学事业健康良性发展具有重要意义。

3.1 中外医学伦理的共性

中外医学伦理的共性见图 6-7。

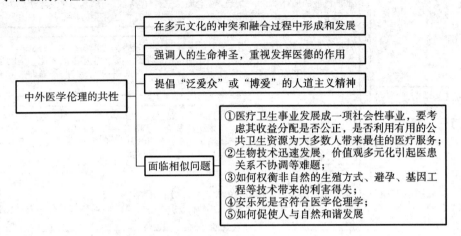

图 6-7 中外医学伦理的共性

3.2 中外医学伦理的区别

中外医学伦理的区别见图 6-8。

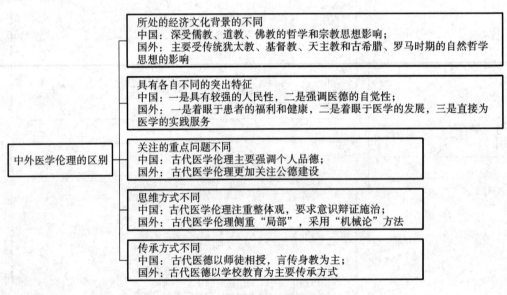

图 6-8 中外医学伦理的区别

项目三 医学伦理学的基本理论

医学伦理学的基本理论是医学伦理学的基本骨架,就是从哲学伦理学的立场、层次和角度揭示、阐释人们在医学活动中各种行为及其关系的理论体系,从根本上说明人们在医学活动中各种行为及其关系的本质和内在规律,并在宏观上指引医学行为的道德实践。医学伦理学的基本理论主要有人性论、人道论、美德论、义务论和效果论等。

1 人性论

人是什么?何谓人性?这是一个古老的斯芬克斯之谜,是一个争议极大的概念。一般来说,人性就是一切人所具有的属性,是一切人的共同性,也就是人生固有的本性。而人性论则是关于人的共同本质的理论。对人性的研究是一切科学研究的基础,社会中的种种现象都可以从"人性论"中找到解释。医学伦理学中不同的理论观点的实质就是人们对于人性不同认识的反映。因此探讨人性及其理论,有助于我们理解与把握医学伦理学各种不同理论观点的精髓。

马克思的人性论建立在唯物史观上,更具科学性。马克思认为,人的本质不是单个人所固有的抽象物,在其现实性上,它是一切社会关系的总和。人的生命本身就是大自然进化的产物,没有生命体的人就没有社会的存在,所以自然性是社会性和精神性的基础。马克思研究人性、人的本质与实践的关系,认为人的自由全面发展是社会进步的最终目的和根本标志,每个人的自由全面发展是社会发展进步的基础,即只有实现每个人的自由全面发展才能实现整个社会的全面进步和高度发展。而社会发展的目的就是为人的进一步发展创造条件,开辟新的可能性。马克思主义人性论的建立,是人类对自身认识的一个质的飞跃,是人类思想发展史上的一场革命,也是我们学习研究医学伦理学的科学指南。

案例分析

　　1975 年,21 岁的卡伦·安·昆兰由于饮用酒精和镇静剂混合物而导致呼吸衰竭和脑损伤,她的父母要求拔掉用于维持性治疗的呼吸机而被医院拒绝。昆兰家无奈诉讼至新泽西高等法院,1976 年法院判决支持昆兰家的请求。恢复自主呼吸的昆兰在 10 年后因肺炎而死亡。

　　问题讨论

撤除植物人的生命维持装置,其理论依据是什么?

阿尔贝特·施韦泽在《敬畏生命》中写道:"我必须尊重所有称为'生命'的东西;我必须同情所有称为'生命'的东西;维护和真爱生命即善,毁灭和阻止生命即恶。"生命论其实是人们围绕如何看待人的生命而确立的理论。随着社会的进步和医学科学的发展,目前人们对生命形成了不同的认识和看法,围绕如何认识人的生与死,如何处理人的生与死的矛盾问题,形成了生命神圣论、生命质量论和生命价值论的理论观点。

(1)生命神圣论。

生命神圣论的含义:认为人的生命具有神圣不可侵犯、至高无上的道德价值。强调生命的神圣性,生命存在的意义,尊重和保护人的生命是最重要的。因此,生命神圣论的内容主要包括:①生命第一原则,即热爱生命,重视生命的价值;②以人为本,即以人的生命为本,尊重生命价值,这既是人的全面自由发展的内在要求,也是人类进步的重要表现。

生命神圣论的意义:①生命神圣论对医学目的进行了明确界定。从道德的角度强化了医学的宗旨,有利于唤醒世人尊重、关心、重视人生命的良知,有利于医务人员树立"救死扶伤"的神圣思想。同时也使人们认识到人的生命与世界上的其他事物相比具有至高无上性,从而树立珍惜生命、爱护生命的道德观点,进而有利于人类的生存和发展。②为生命伦理学的形成和发展奠定了思想基础。生命神圣论的思想精华,在现代医学伦理体系中仍占有重要的地位,如要求人们热爱和珍惜生命、尊重患者人格、平等待人、济世救人等都是当代医学伦理学的基本理论观点,应当继续发扬光大。③促使医学科学和职业的产生并促进其发展。人的生命是最宝贵的,如何保存和延续生命,如何消除生命受到的伤害,如何消除疾病对生命的折磨,激励着人们不断发现诊治疾病和促进健康的手段和方法,因而促进了医学科学和职业的产生,并推动医学科学不断发展和医疗技术的不断进步。

(2)生命质量论。

生命质量论的含义:主要指生命的自然素质(体力和智力),在临床实践中,它通常指患者的健康程度、治愈希望、预期寿命等状况。在临床治疗中应该根据患者自然素质的高低、优劣来决定相应的医疗措施。

生命质量论的意义:①符合现代医学模式,强调健康的重要性。②有利于医疗卫生资源的合理分配。由传统的生命神圣论转向追求生命质量的新观念,更适合现代医学发展的实际情况,有利于医疗资源的合理配置,且有利于减轻患者的痛苦及家人和社会的负担。③给生命质量低的患者提供选择放弃治疗的理由。按照生命质量论的观点,医务人员在考虑治疗方案时,应首先努力提高患者的生命质量,并力争最好的生命质量。只有符合一定质量标准的婴儿或患者才有治疗的必要和意义。对于不符合特定生命质量标准的婴儿或患者，则可以放弃或不予治疗。④为当前相应政策提供重要的理论依据。为人们优生优育而采取避孕、人工流产、节育、遗传咨询等措施提供了理论依据，同时也为人口政策等提供了重要的理论依据。

（3）生命价值论。

生命价值论的含义：根据生命对自身、他人和社会的效用而采取不同对待方式的生命伦理观。生命价值论是对生命神圣论和生命质量论的扬弃和升华。

生命价值论的意义：①生命价值论使医学生命理论更深刻更合理。生命价值论的出现，建立在生命神圣论和生命质量论的基础上，但是相比生命神圣论和生命质量论，在视野上更加开阔，在情感上更加理智，在思维上更加辩证。②生命价值论使医学（生命）伦理学的研究方法和理论基础更进步、更科学。传统医学伦理学理论主要建立在生命神圣论及生命道义论基础上，在理论上容易局限于医者的道德品质、职责，而且由此所导致的只顾道德律令而不管行为后果，只对个体而不针对群体及社会的要求的思想，是僵化和片面的。生命价值论的出现，则将传统医学伦理学单纯强调维护生命的理论格局拓展到完整的伦理新格局，使医学（生命）伦理学体系更加科学和完善。③生命价值论为化解当代医学道德难题铺垫了理论基础。过去的生命神圣论及生命道义论解决不了现代医疗中如生育辅助技术、基因治疗技术、器官移植技术等技术出现的尖锐道德冲突。而依据生命质量及价值观，就能为医学新技术的推广和运用提供伦理辩护，从而对一些医学伦理难题做出比较准确的医学（生命）伦理论证和结论。

2 人道论

人道论的含义：对一个行为的正、误评价不在于诉诸行为的后果，而在于规定伦理道德的原则或规则，而有些原则或规则是不管后果如何都必须贯彻的。

医学人道主义在医患关系中表现出来的是尊重患者的人格与权利、同情和关心患者、维护患者利益，珍视人的生命价值和质量的伦理思想和权利观念。人道论的核心内容主要有以下几点。①尊重患者的生命，这也是人道论最基本的思想。一名医德高尚的医务人员，应自觉认识到医学事业的"济世救人"属性，同情患者的疾苦，尽心救治患者。②尊重患者的人格。尊重患者的人格有两个重要依据：患者不仅具有正常人的权利，还有一些特殊的权利；同时，尊重患者人格也是提高医疗质量及效果的必要要求。患者的人格尊严应得到充分的尊重和维护，尊重患者的人格和就医权利，尤其是对精神病患者、性病患者、麻风病患者以及残疾病患者等的尊重更体现了人道论的精神。③尊重患者的权利。人人享有医疗保健权利，这也是人道论的基本主张和重要目标。④尊重患者的生命价值。

3 美德论

美德论又称德性论或品德论，其基本观点是人都具备美好的道德品格，并能够在现实生活中，包括职业活动中发挥出来。美德论包括两个层面：人有美好的道德品格，以及把美好的道德品格发挥至完美。美德论提倡人应该将美好、积极的道德品质情操培养并表现出来，以达到道德上的完满状态。"医乃仁术""仁心仁术""医务人员是天使"等都美德论在医学中的表现。

美德论的具体表现：①仁慈。仁慈是指医务人员在行医的过程中，对患者表现出仁爱、慈善、同情、关心和尊重的行为。仁慈是医务人员人道精神的体现，医务人员的仁慈心、爱心不仅是医德的保障，还会对患者的治疗效果产生直接的影响。②诚挚。医务人员在面对工作对象时，诚恳真挚，将个人医疗水平、所在机构医疗水平、人类医学发展程度等，实事求是地告知对方，不夸大，不隐瞒。医务人员在与同行沟通交流中，坚持真理，修正错误，以诚相待。③严谨。医务人员在学习和实施医疗行为的过程中，审慎细致，一丝不苟，苦研医术，精益求精，对待医学和医术表现出严肃谨慎的品德。④公正。医务人员公正的品德体现在两方面：一是对待所有工作对象时，尽可能撇弃各种偏见，一视同仁；二是与同行相处时，平等互助，公平合理地处理同事关系。⑤节操。节操指人笃守某种被誉为高尚纯正的道德品质的行为表现。医务人员的节操是指不以医术谋取不当之利，能够在面对诱惑时扬善抑恶。另一种比较隐晦的行为表现是,医务人员按照职业规范保护患者的隐私,维护患者的个人尊严。

虽然在现实生活中,美德论倡导的行为并不能在所有情形下得以呈现,但却一直是医学活动的德性行为的标杆,是人类的美好期待,是医务人员和全社会不懈追求的职业道德甚至是所有道德的理想状态。美德论是自医学产生以来一以贯之的理论基础,是医务人员医德修养的终极目标。

4　义务论

义务是指人们意识到的、自愿承担的对社会、团体和他人的道德责任。处于一定社会关系中的人们总是对与自己有关的他人、团体和社会有一定的责任,承担着一定的使命、职责和任务,这就是义务。义务论又称道义论,作为规范伦理学的一种基础理论,主张以道义、义务和责任作为行动的依据,以行为本身或者行为所依据的原则的正当性、应当性作为善恶评价的标准。义务论的特点:①评价善恶的标准是个体和群体行为的动机;②不计个人功利而是立足社会长远或根本利益。

义务论在医学中的应用:①义务论强调行为动机,自古至今医学界强调医者是出于善而不是名利的动机行医。②人道主义是近现代医学的主要价值起点,人道就是把人作为我们所有活动的中心。义务论把道德理性看作是道德行为的内在本质,对于整个人类社会的稳定与发展起着重要的维系作用,现代社会也将其规则化、制度化、条文化。

5　效果论

效果论又称为目的论,是伦理学的基本理论之一。主张判断评价人的行为道德与否的唯一依据是行为结果。道德行为的目的就是要带来好的结果。凡是行为结果给行为者及其相关的人带来了好处,或带来的利大于弊,则是道德的,否则就是不道德的。

效果论有三个特征:①注重思想、行为的绩效、效果或结果,不计较行为的动机,或不大注意思想、动机纯洁与否,主要有好的结果就可以。②在行为前权衡、比较,计算利弊得失,不合算的事、吃亏的事不干。③立足于个人,推衍到他人与社会。追求个人的名利或幸福是根本的,为此不得不顾及他人、社会大众的利益或幸福。

项目四　死亡伦理

1　死亡的标准

死亡是生命活动的终止。生理死亡是衰老的结果,病理死亡是疾病发展的一种结果。死亡是一个连续进展的过程,死亡的标准就成为医学、法学、伦理学等共同关心的问题。目前判断死亡的标准有两类:一是传统的死亡标准,以自主呼吸和心跳的停止为依据;二是脑死亡标准,以著名的哈佛标准来判断脑死亡。

脑死亡标准的提出,是医学研究和认识不断深化的结果,体现了人类对死亡认识的不断深入和医学科学事业的不懈追求。脑死亡作为传统死亡定义的补充,使死亡定义更科学、更准确(图6-9),但它要完全取代传统的死亡标准被人们广泛接受,也还需时日。

2　临终关怀伦理

2.1　临终

2.1.1　临终的含义

临终是指由疾病或意外事故造成机体主要器官的生理功能趋于衰竭,生命活动走向终结,濒临死亡但尚未死亡的状态。

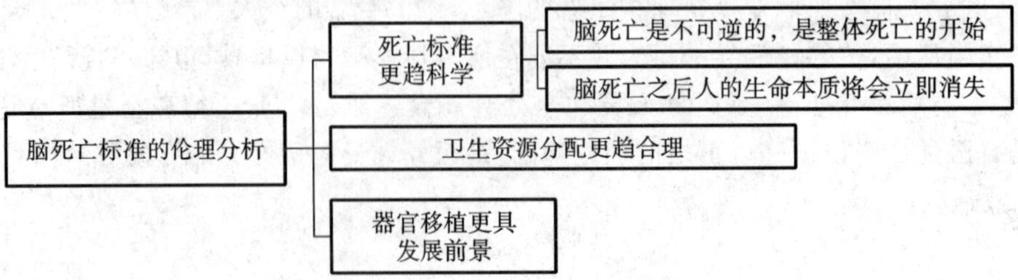

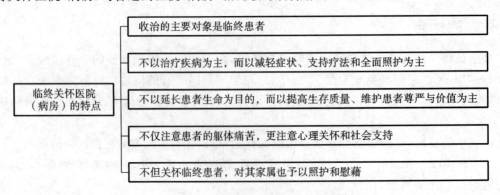

图 6-9　脑死亡标准提出的意义

2.1.2　临终患者的心理特点

美国医学博士罗斯认为临终患者的心理过程大致分为如下五个阶段：①否定期；②愤怒期；③妥协期；④抑郁期；⑤接受期。

以上五个阶段不一定互相衔接，有时交错，有时可逆，时间长短也不一样。罗斯指出：医护人员在认识这些阶段和上述心理、行为反应的基础上，对临终患者的某些行为失常、情绪变化要予以理解；要宽容大度，以最真挚、亲切、慈爱的态度对待他们；同时，还要尽可能地满足其合理要求，使临终患者得到精神上的安抚，在生命的最后时刻能够享受到精心的治疗和护理，在极大的宽慰中逝去。

2.2　临终关怀

2.2.1　临终关怀的含义

临终关怀始于中世纪欧洲，最初是教会为患病的朝圣者修建的庇护所。这种庇护所是基于宗教的慈善教义而建立的。现代意义的临终关怀是一种"特殊服务"，即对临终患者及其家属所提供的一种全面照护，包括医疗、护理、心理、伦理和社会等各方面，目的在于使临终患者的生命质量得到提高，能够在舒适和安宁中走完人生的最后旅程，并使家属得到慰藉和居丧照护。

临终关怀的基本思想和理念如下所述。

（1）帮助临终患者了解死亡。

（2）坦然面对和接纳死亡。

（3）以同情心对待濒死患者。

（4）尊重患者的权利，满足患者的意愿。

（5）重视濒死患者的生命品质，维护他们的生命尊严。

2.2.2　临终关怀医院（病房）的特点

临终关怀医院（病房）与普通的医院（病房）相比较，其特点如图 6-10 所示。

图 6-10　临终关怀医院（病房）的特点

2.2.3　临终关怀的发展概况

临终关怀的发展概况见图 6-11。

2.2.4　临终关怀的伦理意义

临终关怀的伦理意义有如下几点。

（1）临终关怀符合人道主义原则，能够促进社会公德的建设。

国外：创始人桑德斯博士，1967年在英国伦敦创办了世界第一家临终关怀机构。1974年美国制定了第一个临终关怀方案。1983年，临终关怀的理论和实施获得了美国联邦政府和美国国会专门法案通过并列入医疗保险的项目。到1995年，美国已有2510家临终关怀医院，每年约有34万患者入住。现在荷兰、丹麦、芬兰、冰岛、加拿大、日本等40个国家和地区相继建立了临终关怀组织

临终关怀的发展

中国：1988年7月，崔以泰教授和黄天中教授中美合资在天津建立了中国第一所临终关怀研究机构；同年，上海南汇也诞生了我国第一家临终关怀医院。1992年5月，天津医学院与美国东西方死亡教育研究学会联合在天津举办了"首届东西方临终关怀国际研讨会"。崔以泰教授和黄天中教授合著《临终关怀学——理论与实践》，主编了《临终关怀学——生命临终阶段之管理》，推进了临终关怀学科建设。随后全国各地因地制宜，纷纷创办临终关怀服务机构，目前已有100多所，从业人员有几千人

图 6-11 临终关怀的发展概况

（2）临终关怀体现了生命神圣、质量和价值的统一，是人类社会文明进步的一种标准。

（3）临终关怀符合国情，与我国的传统美德相统一。

2.2.5 临终关怀的伦理要求

临终关怀的伦理要求有如下几点。

（1）创造舒适的环境，为患者减轻痛苦。

（2）理解宽容，善待患者的感情宣泄。

（3）帮助患者接受死亡。

（4）善解人意，满足患者的各种需求。

（5）认真做好家属工作，尽量减少家属的负担和悲痛。

3 安乐死伦理

3.1 安乐死的概述

安乐死一词源于希腊文"euthanasia"，本义是无痛苦、幸福的死亡。广义的安乐死包括一切因为"健康"原因给予致死、任其死亡和自杀。狭义的理解则把安乐死局限于不治之症的患者，即死亡已经开始的患者，不再对其使用人工药物来延长痛苦的死亡过程，或为了制止剧烈疼痛的折磨，不得不采用可能加速死亡的药物。现在人们经常从狭义上使用安乐死一词。

从医德的角度，可给安乐死下这样的定义：不治之症患者在危重濒死状态时，由于精神和躯体遭受极大痛苦，在患者或其家属的要求下，经过医生的认可，用人为的方法在患者无痛苦状态下度过死亡阶段而终结生命的全过程。安乐死的分类如图 6-12 所示。

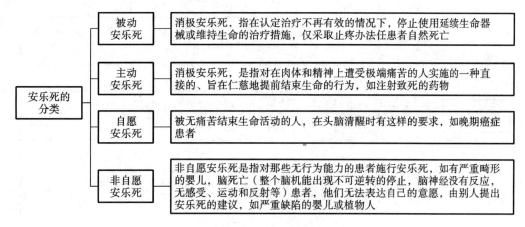

安乐死的分类

被动安乐死	消极安乐死，指在认定治疗不再有效的情况下，停止使用延续生命器械或维持生命的治疗措施，仅采取止疼办法任患者自然死亡
主动安乐死	消极安乐死，是指对在肉体和精神上遭受极端痛苦的人实施的一种直接的、旨在仁慈地提前结束生命的行为，如注射致死的药物
自愿安乐死	被无痛苦结束生命活动的人，在头脑清醒时有这样的要求，如晚期癌症患者
非自愿安乐死	非自愿安乐死是指对那些无行为能力的患者施行安乐死，如有严重畸形的婴儿，脑死亡（整个脑机能出现不可逆转的停止，脑神经没有反应，无感受、运动和反射等）患者，他们无法表达自己的意愿，由别人提出安乐死的建议，如严重缺陷的婴儿或植物人

图 6-12 安乐死的分类

Note

3.2 安乐死的伦理争论

在世界上各国法律中,除了荷兰、比利时等国家宣布安乐死合法之外,大多数国家都将安乐死视为非法。从法律角度来看,安乐死的执行是不被许可的。但是在道德上是否合理呢?作为一种人为结束他人生命的行为,安乐死一直都备受争议。在中国,传统思想里有乐生、重生,甚至长生不老的观点,加上现在虐待老年人事件层出不穷,安乐死可能会被用于他途,所以我国对主动安乐死持慎之又慎的态度。安乐死是否道德,是医学伦理学界讨论的重要课题,主要的两派观点如图6-13所示。

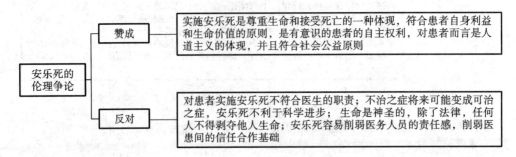

图 6-13 安乐死的伦理争论

3.3 安乐死的伦理问题

安乐死的伦理问题如图6-14所示。

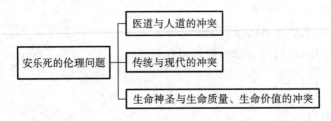

图 6-14 安乐死的伦理问题

3.4 安乐死的伦理原则

进入21世纪,安乐死立法在个别国家取得了突破性的进展,很多国家重新认识了安乐死问题,并在法律中给予特别规定。安乐死不管在国内还是国外,都面临一些难题。安乐死涉及医学、哲学、社会舆论,关系到患者、家属、医务人员及整个社会,没有一定的法律程序和一定的社会基础,很难在实践中实施。由于安乐死是人们对自己生命的裁决,因此实行安乐死应该规定严格的条件。安乐死的伦理原则如图6-15所示。

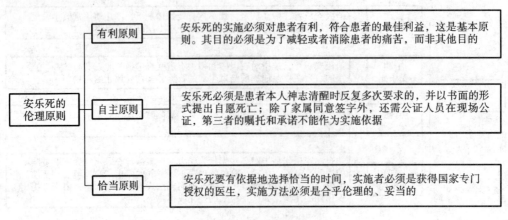

图 6-15 安乐死的伦理原则

项目五 药事伦理

1 药品监督工作的伦理要求

药物是用以预防、诊断与治疗疾病的物质,是人类与疾病斗争的有力武器。药品质量的优劣、使用恰当与否,都直接关系到疾病的治疗效果甚至人民群众的生命安危。因此,在研制、生产、销售、管理和使用的过程中,对药品实施严格的监督管理显得尤为重要。同时,探讨药品监督工作的伦理问题也具有重要意义。

药品监督管理是指各级药品监督管理行政部门依法对药品从研制生产到销售使用各个环节进行监督管理的工作。药品监督工作分为行政监督管理和技术监督管理。药品监督属于行政性工作,药品监督管理的技术性机构承担依法实施药品审批和药品质量监督检查所需要的药品检验工作。药品检验属于技术性工作,药品检验是药品监督管理依法行政的重要技术支持和保障。

1.1 药品行政监督管理人员的伦理要求

(1)严格执法,忠于职守。药政人员在监督过程中应严格执法,忠于职守,对于违反国家《药品管理法》、违反药品生产经营管理法规、制售假药劣药等违纪违法行为应坚决抵制和制止。

(2)认真细致,严防疏漏。药政人员把守着药品的质量关,每一环节都关系重大,应认真细致、严防疏漏以保障人民群众的用药安全。

(3)坚持原则,公正无私。药政人员往往掌握着药品监督管理的权力,药品监督管理人员应以国家和人民利益为重,坚持原则,秉公办事,公正无私,敢于抵制各种干扰和利诱。

1.2 药品检验人员的伦理要求

(1)严格检验,保证质量。药品是特殊商品,检验难度大,检验标准严格。这就要求药品检验人员在检验时要实事求是、客观公正、一丝不苟,严格按照规定的药品标准进行检验,确保检验质量,为药品质量把关。

(2)勤学苦练,勇于创新。药品检验的高难度、高标准往往需要扎实的药品检验技术才能胜任,因此就要求药检人员不断探索新的检验方法、检验标准,以适应药检工作发展的需要。

(3)清正廉洁,一心为公。药检人员在工作中应努力排除各种人情、关系等方面的干扰,清正廉洁,一心为公,不谋私利,坚持原则,严防因药检工作失误带来损失。

2 药品研制、生产、销售中的伦理要求

为了保障药品的质量,不仅需要药品监督管理部门的严格把控,也需要药品研制、生产和销售等部门的严格管理。因此,药品的研制、生产和销售等过程也应遵循相应的伦理原则。

2.1 药品研制过程中的伦理要求

药品研制是寻求更好更有效防治疾病的药品,造福人类。药品研制过程中的伦理要求主要有以下几点。

(1)高度的社会责任感。药品研究人员应牢记自己的责任,对人民身体健康负责,注重药品的社会效益,做好药物研制工作,为人民群众提供更多的高效、低毒、廉价的优质药品。

(2)严谨求实的科学态度。药品与人的生命健康关系重大,因此这就要求药品研制的每一个环节都要符合科学原则,科学地设计实验步骤,仔细观察并记录实验数据,不能弄虚作假,确保研究的真实性、可靠性。

(3) 勇于吃苦,不怕挫折。药品研制工作是艰辛的探索性工作,要求药品研制人员要有坚韧不拔、百折不挠的毅力和不畏艰险、不怕困难的精神。

2.2　药品生产过程中的伦理要求

药品生产过程是影响药品质量的重要环节,是药品质量能否符合预期标准的关键。药品生产过程中的伦理要求主要有以下几点。

(1) 用户至上,明确生产目的。药品生产企业的核心任务是生产质量符合既定标准、能维护人民群众健康和保证生命质量所需要的药品。医药企业承担着巨大的社会责任,因此生产企业在获取利润的同时还要兼顾社会效益,把人民群众的健康放在重要位置。

(2) 质量第一,确保药品安全有效。药检人员应忠于职守,秉公办事,认真做好质检工作,不能让伪劣药品混入市场。

(3) 保护环境,维护药品生产者的健康。药品生产过程中通常会产生废气、废液和废渣等有毒有害物质,这些有害物质会对生产一线操作人员造成身体健康影响,随意排放还会影响环境甚至损害周边群众的健康,因此应采取有效、必要的防护措施,保护环境。

2.3　药品销售过程的伦理要求

药品销售是指药品从生产者向消费者转移的过程,药品销售的伦理要求主要有以下几点。

(1) 严格把好药品质量关,杜绝伪劣药品流入市场。对未经批准生产的,或过期失效、变质的药品,都不应采购和销售。更不能销售国家下令淘汰的药品,危害人民健康。

(2) 买卖公平,秉公销售。在药品销售环节中,应严格执行统一的价格标准。应秉公办事,不能用行贿受贿、拿回扣、搞馈赠等不正当手段诱购推销药品。

(3) 准确无误,明确告知。销售药品应认真核对,确保准确无误,说明正确的用法、用量和注意事项。

(4) 广告要准确规范。我国法律规定,粉针剂、大容量注射剂、抗生素类药品、特殊管理药品等不得在大众媒介上进行宣传,只能在得到批准的医药学杂志上刊登广告,宣传对象为医药专业人员,广告促销必须符合这个规定。同时,药品促销广告要准确可信,真实合法,宣传资料不能夸大其词或误导公众,需有科学依据。

3　药品使用的伦理要求

药品使用是药品研制、生产和销售的最终目的,药品的正确使用可使患者获得最大疗效,故必须正确服用药物;不正确使用药物可能会发生危险。因此,明确药品使用过程中的伦理原则与要求,具有重要意义。

3.1　药品使用中的伦理原则

药品在使用过程中主要遵循以下伦理原则。

(1) 有效原则。有效是选择和使用药物的前提,只选择有效的药物使用,可避免或减少无关药物的使用,防止滥用药物。

(2) 择优原则。要求医务人员在使用药物时,慎重地选择对患者可能是最好、最适合的药物,最大限度地维护患者的利益。

(3) 有利无害原则。药物既可治病,也可致病。医务人员在使用药物过程中要贯彻有利无害原则,减少因工作失误、疏忽等而造成的药源性疾病,以免给患者带来不应有的伤害。

3.2　药品使用中的伦理要求

(1) 临床用药的伦理要求:①对症下药,防止药物的滥用。要求医生根据诊断结论来选择相应的药物进行治疗,该用的时候用,不该用的时候不用。没有明确诊断,病情、病因不清就盲目用药会引起许多弊端。②合理配伍,安全有效。恰当的联合用药可提高疗效,减少药物的不良反应,得到更好的治疗效果;若联用药不当,则作用相反,加重对患者的伤害。因此联合用药要合理配伍,以确保药物联合使用时安全有效。③节约用药,避免浪费。在疗效相当的情况下,医生给患者用药要注意节约,尽量为患者选用基本、廉价的国产药物,而不是首选特效药、进口药、贵重药,避免医药资源的浪费。

(2)医院制剂工作的伦理要求:①遵守国家法规,保证药品的合理合法配制。医院自配制剂,必须坚持为医疗与科研服务的方向,坚持自用的原则,不得进入市场,其范围只限于医院临床、科研需要而市场无供应的药剂。同时,医院配制的制剂必须达到有关部门的标准,并要求严格执行制剂的标准,经质量检验合格后才能使用。②坚持公益原则。要求从社会的长远利益出发,公正合理地解决医疗活动中出现的各种利益矛盾,使医疗活动有利于卫生事业的发展。③遵守制药规范,保证制剂质量。医院在得到批准的制剂的生产过程中,应按照有关规定对生产、质量检验过程中的各个环节严格把关,保证制剂的质量。

(3)新药应用的伦理要求:①实事求是地对待新药。在使用新药时,医务人员要以客观、科学的态度,实事求是地介绍、宣传新药的特点及优缺点,不可做片面的宣传,要为临床应用新药提供参考。②慎重选择新药。新药对患者来说不一定就是首选药,医务人员应根据患者病情以及治疗情况来综合分析,慎重选用。③做好新药临床使用后的观察和信息反馈。新药的疗效评价往往还需要临床应用加以验证,因此为确保患者用药安全有效,医药工作者应以负责的态度做好新药应用中的观察和随访,并加以综合总结。

项目六 当代医学伦理学的热点问题

1 人体试验伦理

广义的人体试验是指以人作为受试目标,用科学的试验手段,有控制地对受试者进行研究的行为。人体试验中所指的"人体"一般是由尸体、活体、个体和群体所构成的特殊系统。人体试验中所指的"试验"一般包括解剖、观察、测量、试验等几个研究层次在方法上的连续和统一。人体试验虽对于医学的发展和人类健康具有特殊的意义,但是以最为宝贵的人作为试验对象,就必然导致伦理价值上的争议,需要对人体试验做出科学的伦理评价和选择。

因此在进行人体试验时,必须遵循以下伦理原则。

(1)维护受试者利益原则:①必须坚持安全第一;②必须进行受益-代价评估;③考虑特殊受试者的特殊要求。

(2)医学目的性原则:①出于政治、军事等非医学目的的人体试验,是严重违背人类伦理的;②出于经济、个人目的等非医学目的的人体试验,需要进行伦理评估;③医学目的性原则服从于维护受试者利益原则。

(3)科学性原则:①试验设计必须严谨科学;②人体试验必须以动物试验为基础;③人体试验结束后必须做出科学报告。

(4)知情同意原则:受试者对人体试验研究的目的、方法、经费来源、任何可能利益冲突、科研工作者与其他单位之间的从属关系、课题预计的好处以及潜在的风险和可能造成的痛苦等信息,应充分知悉并在此基础上自主、理性地表达同意或拒绝参加人体试验的意愿。

(5)公平合理原则:①受试者的纳入和排除必须是公平的;②受试者参与研究有得到公平回报的权利。

(6)伦理审查原则:人体试验的设计、开展都必须接受独立于资助者、研究者之外的伦理委员会的审查,以保证涉及人的生物医学研究遵循维护受试者利益、医学目的性、科学性、知情同意和公平合理伦理原则。

Note

117

2　器官移植伦理

器官移植是指通过手术的方法,将健康的器官移植到另一人体内,以取代衰竭甚至功能丧失的相应器官,达到恢复生理功能、治疗疾病、挽救生命的目的的医学技术。其中,提供器官的一方为供体,接受器官的一方为受体。器官移植按照器官的供体和受体的不同,可以分为同种移植和异种移植。20世纪以来,由于器官移植技术、移植免疫基础研究以及各种免疫抑制剂的进展,器官移植已成为临床治疗器官功能衰竭的有效治疗手段。

器官移植技术的出现给由脏器损伤和病变而导致功能衰竭的患者带来了新的希望,器官移植技术是20世纪医学领域的一项成就。器官移植技术的进步与越来越广泛的应用,给很多患者带来了新的希望,这项技术的应用前景无限光明。但在其发展过程中,这项技术仍有不完善之处,器官移植的开展引发了一系列具有争议性的伦理问题。如何看待这些伦理问题? 如何看待器官移植技术? 目前,人们对于器官移植技术的伦理争议主要集中在以下层面上。

2.1　活体器官移植的伦理问题

(1) 赞成意见。

①亲属间活体器官移植组织配型好,术后排斥少,存活率高。

②活体捐献的"冷却血时间"比尸体捐献短,成功率高。

③非亲属间的捐献体现仁爱和利他主义精神。

④遵循自愿原则。

(2) 反对意见。

①尸体器官效果也不错,不必再用活体器官。

②许多亲属之间的捐赠是出于家庭和社会的压力,不一定是真正的自愿。

③非亲属之间的活体器官捐赠常常是为了金钱或利益,是一种变相的器官买卖。

④从风险和收益分析来看,受体接受了活体器官不一定能保证质量和健康,却增加了供体的健康风险。

2.2　尸体器官移植的伦理问题

①对传统观念(全尸观念)存在挑战。尽管我国倡议捐献,但响应者少,说明尸体器官移植阻力大。

②死者生前没有捐献意愿,也无反对表示,这类情况不好处理。

③在我国必须征得家属同意。

④涉及死亡判定问题:摘取仍有心跳的脑死亡患者的器官会被认为是不道德的行为,而摘取心肺功能丧失的脑死亡患者的器官,就错过了移植的最佳时间。

2.3　器官商品化的伦理争论

我国有100多万尿毒症患者,每年新增12万人左右,照此推算我国每年约有50万患者需要肾脏移植,而全国每年可供移植的肾源仅有4000个左右。由于供需矛盾极为突出,绝大部分尿毒症患者或过早地离开人世,或只能依靠透析维持生命,每月治疗费用高达七八千元,令患者、家庭及社会不堪重负。怎样缓解供不应求的矛盾? 器官商品化可行吗?

(1) 支持的观点。

①血液可商品化,其他器官也可以。

②个人有处置自身器官的权利。

③可增加活体、尸体器官来源。

(2) 反对的观点。

①地下器官交易市场猖獗、混乱。

②非自愿出售自身器官,不利于互助精神的提倡。

③两极分化。富人可购买器官享受这项技术。

为了规范人体器官移植,保证医疗质量,保障人体健康,维护公民的合法权益,我国于 2007 年 3 月 31 日发布了《人体器官移植条例》(以下简称《条例》)。《条例》规定:人体器官捐献应当遵循自愿、无偿的原则;公民享有捐献或者不捐献其人体器官的权利;任何组织或个人不得强迫、欺骗或者利诱他人捐献人体器官;任何组织或个人不得以任何形式买卖人体器官,不得从事与买卖人体器官有关的活动。《条例》还强调,在摘取活体器官或者尸体器官捐献人死亡前,负责人体器官移植的执业医师应当向所在医疗机构的人体器官移植技术临床应用与伦理委员会提出摘取人体器官审查申请;人体器官移植技术临床应用与伦理委员会不同意摘取人体器官的,医疗机构不得做出摘取人体器官的决定,医务人员不得摘取人体器官;人体器官移植技术临床应用与伦理委员会收到摘取人体器官审查申请后,应当对下列事项进行审查,并出具同意或者不同意的书面意见:

①人体器官捐献人的捐献意愿是否真实;

②有无买卖或者变相买卖人体器官的情形;

③人体器官的配型和接受人的适应证是否符合伦理原则和人体器官移植技术管理规范。

经 2/3 以上委员同意,人体器官移植技术临床应用与伦理委员会方可出具同意摘取人体器官的书面意见。

3 基因工程伦理

基因工程是在分子水平上对基因进行人为干预的一项工程技术,其将外源基因通过体外重组后导入受体细胞内,使外源基因在受体细胞内进行复制、转录、翻译表达。随着转基因技术的广泛应用和克隆技术的发展,基因工程在 20 世纪取得了很大的进展。尽管生物技术的巨大进步使人类对未来的想象有了更广阔的空间和实现的可能性,但存在着伦理和社会等方面的争议与忧虑。

3.1 基因诊断中的伦理问题

从一定意义上讲,所有的疾病都能从基因中找到原因。通过人类基因组全图与患者基因图的对照比较,疾病的致病或与致病相关的基因都能被识别。然而,基因诊断技术的应用又给传统的道德观念带来了巨大的冲击。

(1)基因取舍问题。

基因工程技术可以对未出生的胎儿进行基因检测,以确定胎儿是否带有基因缺陷,但是对于含有缺陷基因或遗传病基因的胎儿是该继续保留还是舍弃呢?如果站在生命质量的立场上,确实应该舍弃,但应如何劝说胎儿父母选择流产或者有的父母不愿意流产又该如何处理?

(2)基因歧视问题。

基因诊断往往可以检测出一个人的基因特征,如果对普通人实施基因检测成为常规,人们是否会因为自己的基因特征或基因缺陷而受到歧视?

(3)基因隐私问题。

基因诊断能发现一个人的基因隐私,这种能够反映生命的奥秘和隐私的基因图谱正在改变传统的"隐私权"的含义。这种基因隐私由谁拥有?谁有权使用和公开这些信息?需要制定相关法律来规范此类行为以保护基因隐私权。

3.2 基因治疗中的伦理问题

通过对基因组图谱的研究,人们可了解自身体质的弱点以及对于某些疾病的易感性和抵抗性,这就有可能有针对性地预防和治疗基因疾病、修正基因缺陷。但基因治疗技术的应用也带来了一系列伦理问题。

(1)基因设计问题。

基因设计就是通过基因手段来编制理想的自我及后代。添加人体生长激素基因使之长成大个子,添加高智力基因使之成为智力超群的科学家,添加可控制肥胖的基因使之保持好身材等。如此,基因如同零件被任意组装,到那时人还能称之为人吗?人的尊严在哪里?人性又在哪里?基因设计甚至可能成为富人的专利,这样真的公平吗?

（2）基因改造问题。

当某种致病基因被发现后，为了在发病前预防它的发作，我们可以设法修饰或改变这个基因的表达。比如艾滋病、癌症、糖尿病等现代医学无法根治的病，都可采用基因改造给予治疗。但是基因改造可以滥用吗？目前的基因工程技术水平还没能完全解释人类基因组的运转机制，还未充分了解基因调控机制和疾病的分子机制，因此对人体细胞进行基因改造存在一定的未知的危险性。

3.3　基因诊疗的伦理原则

在基因诊断、治疗的过程中，必须遵循以下原则：

①坚持人类尊严与平等原则；

②坚持知情同意原则；

③坚持科学性原则；

④坚持优后原则；

⑤坚持治病救人原则。

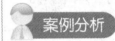

基因编辑婴儿事件

2018年11月26日，南方科技大学的贺建奎副教授在公开场合宣布了他的试验成果，一对名为露露和娜娜的基因编辑婴儿顺利诞生。贺建奎的科技团队对她们体内的一个基因（CCR5）进行了修改，可拥有天然对抗艾滋病病毒的抗体。这消息刚出，全世界为之轰动，同行专业人士和网友们纷纷指责贺建奎等人的行为。天生拥有抵抗艾滋病病毒的能力不是一件好事吗？为什么要对抗他们团队这一行为？

问题解析

该行为为严重违背伦理道德和科研诚信，严重违反国家有关规定，触犯了人类的道德底线。人类社会和自然界本来就处于一种非常奇妙的平衡状态，假如贸然将之打破，必定会引发更多的、难以想象的问题出现。贺建奎团队触犯了法律法规和人类道德底线，已被相关部门逮捕，会受到相应的惩罚。

4　干细胞研究与克隆技术伦理

干细胞是一类具有自我更新和分化潜能的细胞，胚胎干细胞是从早期胚胎中发现的能在体外培养的一种高度未分化细胞，具有自我更新和多向分化潜能，可无限增殖及被诱导分化成机体几乎所有类型的细胞。如能揭示胚胎干细胞定向分化的机制，科学家则可利用人类胚胎干细胞诱导分化成人体各种类型的细胞供临床细胞治疗之用。

人类胚胎干细胞研究是21世纪生物医学的一大热门研究领域。由于这项技术涉及人体胚胎的使用，而引发了激烈的伦理之争。大多数科学家支持该研究，认为胚胎干细胞研究可为治愈那些至今仍是不治之症的疾病提供美好前景，而造福人类。反对者则认为人体胚胎是人类生命的雏形，不该肆意破坏。我国也提出了人类胚胎干细胞研究工作指导大纲，大纲指出进行该研究工作应遵循以下伦理原则：①行善和救人原则；②尊重和自主原则；③无伤和有利原则；④知情同意原则；⑤谨慎和保密原则。

克隆是一种人工诱导的无性生殖方式或者自然的无性生殖方式（如植物）。克隆往往是指通过有意识的设计来产生完全一样的复制。从发展历史来看，克隆技术大致经历了植物克隆、微生物克隆、生物大分子克隆和动物克隆四个阶段，人体克隆技术属于动物克隆技术的范畴，是克隆技术发展到比较成熟阶段的产物。随着克隆羊、克隆牛、克隆猴和克隆猪等一系列动物克隆技术的成功，克隆人在技术上已成为可能。克隆技术的出现，引发了人们对于克隆人研究的伦理争论，其中关于人的治疗性克隆的伦理争论如下。

（1）治疗性克隆反对者认为：

①治疗性克隆的效益在科学上不确定；

②治疗性克隆的目的在伦理学上是好的，但目前产生胚胎干细胞的方法可创造胚胎，随着克隆技术的进步，可能会形成滑向克隆人的斜坡；

③治疗性克隆涉及毁掉胚胎，毁掉胚胎就是杀人，胚胎被认为是人类生命的来源和象征，不应该作为研究工具。

（2）治疗性克隆支持者认为：

①干细胞研究将给不治之症患者带去希望，取用自身的体细胞培养胚胎即可获得干细胞；

②胚胎具有一定的价值，应得到一定的尊重。人类胚胎的伦理学地位不妨碍我们有控制地利用胚胎进行治病救人，能够有效治疗千百万人的疾病就是一个充分的理由。

思 考 题

（1）医学伦理学的基本理论主要有哪些？

（2）简述医学伦理学的发展简史和发展现状。

（3）谈谈当代医学伦理学的热点问题。

模块七 制定学业与职业生涯规划

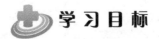 学习目标

(1) 了解当代大学生的生理和心理特点;

(2) 了解制定职业生涯规划和学业规划的意义;

(3) 能够制定一份自己的职业生涯规划和学业规划。

项目一 制定学业规划

1 什么是学业规划

目前,将个人发展规划分为两类:一类称为学业规划,即学生以最有效率的方式获得实现自身价值的职业或事业平台的个人发展规划,主要指为了高效获得职业或事业平台而对学业所进行的筹划和安排。另一类则是职业规划,即在获得职业或事业平台的基础上,以最有效率的方式实现自身价值最大化的个人发展规划,也就是对自己职业或事业发展路线的筹划与安排。

大学生学业规划,从属于大学生职业生涯规划,是职业生涯规划在大学阶段的体现,它是指大学生从自身特点和兴趣出发,结合实际情况和社会需求,确定职业发展的方向,制定大学学习的总体目标和阶段性目标,以及实现目标的步骤和实施方法。大学生学业规划是一种新型的人才成长观念,特别对于刚入学的大学新生来说是第一堂必修课。目前国内部分高校都在尝试新生入学后进行学业规划设计,让学生及早明确自己的学业目标,在充分了解学什么、怎么学、什么时候学等问题的基础上提高竞争优势,最大限度地提高学生的人生职业发展效率,并实现个人的可持续发展。

2 大学生生理、心理发展特点

2.1 大学生生理发展特点

大学生生理发展涉及运动、循环、神经等各个系统。运动系统发展的表现:在适度的体育锻炼、适当的营养条件和良好的生活习惯下,身高和体重仍在缓慢增长,体力也相应增强;男生在 24 岁左右、女生在 21 岁左右骨化过程基本趋于稳定。循环系统、呼吸系统已发育成熟,心率逐步趋于稳定,血压逐渐升高接近成人指标。生殖系统已进入发育成熟的后期,性的萌发成熟对身心健康产生影响。神经系统已发育成熟,大脑的学习功能日趋增强。大学生的生理发展为学习奠定了生理基础和物质基础,表现为学习的耐受力、推理力、想象力、调节力更强。大学生充沛的精力为学习提供了有利条件。

2.2 大学生心理发展特点

(1) 理想务实化与价值多元化交叉。

当代大学生成长于国家富强、民族振兴的幸福时代,更容易获取新鲜资讯,知识面更广、眼界更开阔,乐于接受新鲜事物,自信乐观,更富有创新和冒险精神,行为上喜欢独立自由,崇尚实现自我价值。大部分大学生具有明确的人生目标。一方面,部分大学生的人生理想务实化,更多的是从"自我发展、自我实现、自我成功"的角度考虑。另一方面,大学生的人生价值趋向多元化,大部分大学生会以对社会贡献大小作为人生价值评判的重要标志,但也有部分大学生以追求个人利益最大化作为评判事物的重要标准,对国家、集体和他人利益漠不关心,甚至参加学校和班级的集体活动都要看是否对自己有利。理想务实化与价值多元化交叉,对个人就业和发展有利,但需要提升对学校和班级活动的关注度,在完善自我的同时,关注国家和集体利益,关注国家发展。

(2)自我意识稳定成熟。

大学生求知欲强,学习目标逐渐确立,学习方法逐渐形成。有些学生将考试作为学习的唯一目的,不注重其他能力和素质的培养,出现高分低能现象;还有一些学生以为考进大学就万事大吉,不求进取。只有正确的学习动机才能激发学习动力,从而促进大学生的成长。

大学生除了关心学习,还会主动把自己和别人进行比较来认识自己、评价自己、发现自己,还会自觉地用优秀人物的品质来要求自己,努力将社会期望内化为个性品质。大学生也能对自我进行较正确的评价,但受认识水平的制约,可能会出现"高估自我"或"低估自我"的情况。同时,大学生能够对自己内心的情感体验、理想、思想、身体和外表等进行深入的分析,重视自己的智能、品质、气质、社交能力、学习和运动成绩。

大学生具有紧张、自信、热情、憧憬、急躁、愁闷等丰富的自我情感体验,比较关心自己在别人心目中的形象和地位,在乎别人对自己的意见和看法,常常把自尊心放在其他情感之上,且对表扬或批评特别敏感,反应特别强烈。

(3)热衷人际交往和实践活动。

大学生有广泛的兴趣和活跃的思想,对社会上的各种现象产生兴趣,随着与社会频繁的接触,大学生的交际愿望越来越迫切。他们希望与更多的人交朋友,愿意走出校园与社会接触,结识各层面的人。大学生在与他人交往过程中,往往十分重视自己的意见和主张,常常以自我为中心,喜欢表现自己,敢于发表自己的见解,希望能够引起交际对方的注意。

大学生愿意积极投身于各类校内外实践中,在实际行动中用脑思考、用心感悟、用手践行、用脚丈量,将所学知识和社会实践有机结合,实现大学与社会的有效衔接和多维互动,切实提高新时代大学生的综合素质,做到理论学习与个人需求同步发展。

(4)学习自主化与网络行为衔接,依赖虚拟空间。

与高中应试教育下学生的被动性学习相比,大学生可以通过个性化、自主性的学习在德智体美劳方面取得全面发展并形成自我竞争力。除了高校教学计划所安排的课程外,大学生在大学阶段有很多课余时间可以自由安排。但是大部分人偶尔才会自主学习,而且在获取自主学习资源途径方面主要来源于网络。

互联网的迅速发展,扩展了大学生的学习和生活空间,上网已成为大学生课余生活的重要组成部分。一方面,互联网的快捷、高效、海量、互动的优点,使得大学生能够快速掌握信息技术获取信息和知识的技能,接纳信息的渠道趋向多元化。另一方面,频繁的网络学习、网络娱乐、网络社交、网络消费等行为,已慢慢侵蚀大学生活,甚至出现过度热衷于网络生活的现象。

3 大学学习的特点

大学学习与中学学习最大的不同之处是,前者强调自主性学习,而后者是被动性学习。了解大学学习的特点,可以方便大学生更好地制定学习策略和采取正确有效的学习方法。大学学习的特点主要有以下五点。

(1)学习的全面性。

《中华人民共和国高等教育法》指出,高等教育的任务是培养具有社会责任感、创新精神和实践能力的高级专门人才,发展科学技术文化,促进社会主义现代化建设。因此,大学生必须学习自然科学、社会科学、信息科学的知识和与专业相关的理论和技能,掌握终身学习、创新学习的方法和技巧,学会发展,学会合作,学会沟通等。

(2)学习的自主性。

中学学习受到学校、教师及家长的监督,属于被动学习。而高等教育的规律及大学灵活的管理制度决定了大学学习的自主性。大学生大多离开父母,加上大学教师不会过多地监督大学生的具体学习,只是在某些方面给予指导,因此,在学习时间的安排、学习内容的选择、学习策略的制定、学习方法的应用等方面全靠大学生自己决定。

(3)学习的专业性。

高等教育的任务是培养具有创新精神和实践能力的高级专门人才。因此,大学学习的主要策略是围绕专业和专业相关知识、能力、素质的要求组织学习内容,有目的地选择学习对象,有重点地投入学习精力,不能主次颠倒和盲目学习。

药学专业是培养具备药学基本理论、基本知识和实验技能,能在药品生产、检验、流通、使用领域从事药品生产及其质量控制、药品销售、药品咨询、用药指导等方面的人才,所以学习的专业性很强,在学习过程中需要始终秉承专业严谨的求学态度。

(4)学习的实践性。

大学课程特点和学习的专业性等因素决定了大学学习具有十分明显的实践性,具体表现为实践性教学环节占有较大比重,理论知识学习为实践教学服务,实践教学可以帮助更好地掌握知识技能,将知识转化为能力并内化成专业素质。

实验教学是药学专业中非常重要的教学手段,在教学设计中建立了以"药"为中心的各类实验教学模块。在理论课程的基础上开展相关实验,加深对理论药学知识的进一步巩固,掌握实验的基本技能,同时培养学生的开放性思维,以及独立思考、发现问题、分析问题和解决问题的能力。

(5)学习的探究性。

高等教育的任务是培养具有创新精神和实践能力的高级专门人才,因此,在高等教育教学过程中,比较强调对学生创新意识、创新思维、创新能力的培养和训练,教师教学中会有目的地启发和激励学生积极思考,并在实践性教学环节中有意识地增加科研设计内容。

药学专业在理论和实验教学过程中,将医学、药学与化学等学科有机结合和互相渗透,将现代化教学理念和创新能力培养相结合,注重学科之间的联系,培养学生的创新意识,鼓励学生进行探究性研究,在自主解决问题的同时,提升创新能力。

4 大学学习的方法

(1)课前主动预习。

课前要主动预习下一次课将要学习的内容,预习资料主要为教材、相关参考书籍、网络教学资源库。预习的方法为泛读、上网检索及收集相关资料,预习后做一些习题。通过预习,知晓将要学习的内容、重点和难点,为课堂听课和咨询教师做好充分准备。课前预习有助于培养和提高学生的自学能力、分析问题能力,是提高课堂学习效果的重要环节。

(2)课堂上认真听课、积极思考。

在课堂学习中要认真听课,将教学重点、难点内容记录下来,在教师的启发下积极思考、活跃思维。在讨论环节,和小组同学积极分析、讨论、交流,踊跃发言,多向教师提问。对于课堂上不能理解的知识,下课后要及时向教师咨询。通过课堂学习,要培养科学的思维和学习方法,理解概念、原理等。

(3)课后及时复习。

课后及时复习是加深理解所学知识的根本环节。课后除了复习上课重点和难点、巩固所学知识,还应该上网查阅相关文献资料,根据自己的思维方式将学习的内容重新进行归纳、整理,从而抓住知识的要点,为理解和记忆知识做好准备。同时,要注意将所掌握的知识与以前所学的知识联系起来,使自己的知识逐渐系统化。

(4) 实验课的学习方法。

实验课的学习在药学类专业学生中占据相当重要的地位。首先,要课前预习实验讲义,了解实验内容、方法,复习与实验课相关的理论知识和基本实验技能。其次,在实验课学习过程中,要认真听教师的讲解,仔细观察教师的示范操作,在自己动手实验时应严格按照实验步骤进行实验,要仔细、认真、细心观察,及时做好实验记录。最后,待实验结束时按要求拆除实验装置,并将所用实验物品归回原处,做好实验台面及实验室的清洁卫生。

5 树立正确的学业观

学业观是指个人对所学专业、所学技能、做人和做事方法及态度的认识,在很大程度上影响着大学生的学习、生活、职业发展乃至人生前景。因此,我们应该正确认识以下四种关系。

(1) 正确认识学业与专业的关系。

学业不仅涵盖专业学习,还包括思想道德素质、文化知识技能、个人综合素质各方面。学业是未来就业、职业和事业发展的基石,我们要珍重自己的学业,在掌握专业知识的基础上,重视思想道德、组织管理、科研及创新等能力的培养,全面培养综合素质。

(2) 正确认识专业与职业的关系。

职业是一个人所从事的工作,在大学里需要学好与自己将来从事职业有关的知识。虽然,职业与专业之间不一定是对应关系,许多成功者现在所从事的职业并不是原来所学的专业,但要关注他毕业后从事的第一份正式职业,因为学以致用是最符合经济效益的个人发展原则。因此,第一份正式职业如果是原来所学的专业,这对提高个人发展效率有着非常重要的战略意义。大学毕业后,如果在非本专业上承担相应的工作,相对而言要付出更大的个人代价。所以,求学之前要认真选择,既然选择了专业,就要争取让自己所学的专业和毕业后从事的职业联系起来,避免走弯路。

(3) 正确认识学业与就业的关系。

就业是连接学业、职业与事业的桥梁。一方面,药学学生要了解医药就业市场导向,自觉提升学业水平;另一方面,顺利就业能为取得职业和事业的成功做好铺垫。就业与学业存在着密切的关系,就业是学业的导向,学业决定了就业。以就业为学业的导向,有利于大学生学业目标的调整、学习方式的改变、学习外延的拓展以及综合素质的提高。与此同时,就业也构成了衡量学业成就的重要标志。具备强烈的事业心、广博精深的专业知识、较强的沟通协调能力、良好的心理素质、强健的体魄以及创新精神等在大学学业中培养的能力,可以帮助我们顺利就业。

(4) 正确认识学业与事业的关系。

一方面,追求成功的事业及实现自身的价值,是每个学生的人生理想;另一方面,大学生只有实现自己的价值,高等教育的社会功能和个体功能才能得到体现。大学生个人价值的实现,无疑是以自己优秀的学业、顺利的就业和适宜的职业为基础的。大学生应将自己现在的学业、将来的职业和未来的事业联系起来,在学习的过程中,充分认识所学专业在国家建设和社会发展中的意义、作用和发展前景,立志献身其中,并在工作中充分实现自己的人生价值,创造社会价值,达到个人和社会协调发展的良好局面。

6 制定学业规划

6.1 制定学业规划的意义

推行大学生学业规划的重要意义,主要表现在以下几个方面。

(1) 学业规划使大学生增强自我约束和自我管理能力。

学业规划对大学生的日常学习具有指导作用,让大学生明白现在做的每一件事都是实现未来目标的一部分,从而增强自我约束力。同时让大学生重视现在、把握现在,集中时间精力和资源于自己选定的学业,进而提高自我管理能力。

(2) 学业规划使大学生的主动性增强,学习效率提高。

科学的学业规划可以使大学生的学习目的更加明确,既有近期目标,又有远期目标,增强学习成才的热情,把"要我学"的外部动力转化为"我要学"的内在动力,大大提高学习效率,让大学真正发挥好培养人才的作用。

(3)学业规划使大学生积极向上和自我完善。

学业规划是学生努力的依据,也是对学生的鞭策,使学生看清使命、产生动力。随着学业规划每一个具体目标的实现,学生的思想方式及心态就会向着更积极向上的方向转变。大学生对自己学业的实现过程有了清晰透彻的认识,就能逐步自我完善。

(4)学业规划有助于大学生进行自我定位。

学业规划确立的过程是一个有弹性的动态规划过程,是一个认识自身优势与不足、机会与威胁的过程,是一个自我定位、规划人生的过程,学业规划帮助大学生明确"我能干什么""社会可以提供给我什么机会""我选择干什么"等问题,进而使理想具有可操作性,为大学生融入社会提供明确方向。

(5)学业规划为未来的职业规划奠定基础。

大学生正处在职业准备和选择阶段,学业规划正是其职业规划的前期体现。通过学业规划,大学生能够认清自我,认识到自己的兴趣爱好和潜力,根据自己的特点,结合社会实际需要规划好自己努力的方向,为职业规划奠定良好的基础。

6.2　大学生学业规划的特点

为了实现学业规划目标,大学生学业规划还需要遵循可行性、可调节性、最优化、共性与个性相结合的特点。

(1)可行性:学业规划应切实可行,具有现实性和可操作性,每个阶段的目标以及达到目标的方法应力求科学、合理,是经过努力可以实现的。

(2)可调节性:学业规划具有发展性的特点,它不是孤立和静止的,而是能够根据社会需求发展变化与学生个体主观条件变化随时修正,比如在阶段性目标上,可以根据进展的程度,酌情提高目标或降低目标。

(3)最优化:学业规划应力求做到身心和谐,使个人的性格、兴趣、知识和能力等与目标和谐统一,实现优化组合。

(4)共性与个性相结合:学业规划既要反映学生发展的共性问题,又要满足学生各种需求,有效地培养和发展学生的兴趣爱好,使学生的先天禀赋和个性潜能得到充分发展。

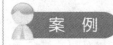

我的学业规划设计(2019—2022 年)

大学是社会的缩影,是迈进社会的过渡阶段,学业规划作为职业生涯规划在大学阶段的体现,是自身理想和社会现实的结合,因此制定一个合理的学业规划尤其重要。大学生在大学阶段需要努力,需要自主安排和做好规划,在大一期间,根据自身情况制定一个切实可行的学业规划,对大学生的成长成才和实现理想具有非常重要的意义。

一、专业认识

(一)本专业应学习的科目

药学专业除了公共基础课外,主要的专业基础课程有有机化学、分析化学、微生物学、临床医学概论、人体解剖学等;专业课程有药剂学、药理学、药事管理学、药物检验技术、药物化学、药学综合知识与技能等。

(二)本专业应掌握的技能

药学专业学生主要学习药学及各主要分支学科的基本理论和基本知识,完成药学实验方法和技能的基础训练,应具备药品生产、药品质量分析检验、医药企业经营管理、药品合理使用等方面的基本理论和专业技能,且具有从事大健康领域工作的基本技能和技术应用能力。

（三）本专业的前景和个人愿望

药学专业着重培养掌握药品生产、药品分析检验、药品营销、用药指导等相关知识,能在药品生产企业、药品流通企业、药品检验、临床用药等领域从事药品生产、检验、营销、指导临床用药等工作,具有创新创业意识、实践能力强的复合型高级专业人才。

由于当今人们对健康问题越来越重视,国家也大力倡导发展大健康产业,给医药企业带来了新的发展机遇。所以,我个人认为药学专业前景很好,一定会有不错的发展。我希望自己能够在具备一定创造性和挑战性的药品应用领域从事相关工作,为人类的健康事业做出努力和贡献。

二、计划目标

（一）大一学年(2019年9月—2020年7月)

(1) 尽快实现角色转变,适应校园环境,养成独立生活和自主学习的习惯。

(2) 了解药学专业基础课程,制订学习计划。在化学类相关课程上尤其要多加复习和练习,争取每科成绩良好以上,优秀居多,希望获得二等以上奖学金。

(3) 把药学专业基础知识学好的同时,制定一套英语学习方案,每天至少坚持听读一小时,培养良好的英语实践应用能力,通过全国高等学校英语应用能力考试。

(4) 积极参加大学活动,参加班级干部竞选、辩论赛、运动会等活动;积极加入药学社团,至少在一个社团内担任职务,与一群志同道合者共同进步。

(5) 把阅读和运动当作习惯。每天去图书馆自主阅读一小时,一周一篇读书笔记;争取加入学校篮球队,风雨无阻地坚持每周四次以上篮球训练。

（二）大二学年(2020年9月—2021年7月)

(1) 继续大一养成的阅读和运动的好习惯。坚持篮球运动;定期阅读专业杂志,关注医药行业动态,每月撰写一篇文章,谈谈对药学专业不同方向的思考或认识。

(2) 继续坚持英语学习,与英语专业的同学多对话,积极参加英语交流活动,争取通过大学英语四级考试。

(3) 继续积极参与学院活动,争取有机会组织策划药学类专业大赛活动,在活动中提升组织能力和协调能力,加强团队合作和管理能力。

(4) 高效利用大学资源,重点学习药学专业课程。尤其在药理学、药物制剂等专业课程方面,加强理论知识学习的同时,要提升动手能力。竞选实验助理岗位,积极参与老师的在研课题和实践项目。

(5) 根据所学药学专业知识以及行业动态,查阅和思考设计一款具有一定创新能力的大健康新产品,撰写一份具有相当专业水准的大健康产品项目方案,并争取获得相关资助开展项目,在实践中成长。

(6) 参加学院各类专业比赛,至少获得一项一等奖,希望能在校赛中脱颖而出,获得参加全国医药类比赛的机会。

(7) 关注毕业就职岗位和相关招聘会,为大三实习寻找一个明确的方向。

（三）大三学年(2021年9月—2022年7月)

(1) 坚持阅读、运动和英语学习,日日不断,目的不再是考级或比赛,只为自身健康、素养提升和好习惯的养成。

(2) 提前去医药相关企业兼职,了解真实岗位的工作性质和对岗位人才的具体需求,调整自己的职业目标。

(3) 在学好专业基础课和专业课的基础上,自主选择3～4门扩展专业技能的慕课,以实用型和与感兴趣的岗位紧密相关的课程为主。

Note

（4）在提升专业能力的同时，关注情绪管理、社交能力、团队合作、管理知识等相关学习，提高自己的社交合作能力和管理能力。

（5）综合分析个人内部条件和外部环境，锁定适合自己的就业方向和岗位，找到一个对口的实习岗位。在实习中勤奋好学，不怕吃苦，从基层或一线做起，脚踏实地地学习成长，沿着自己的职业方向不断优化和前进。

项目二　制定职业生涯规划

1　什么是职业生涯规划

职业生涯规划是指根据个人对自身主观因素和客观环境的分析，确立自己的职业生涯发展目标，选择实现这一目标的职业，以及制定相应的工作、培训和教育计划，并按照一定的时间安排，采取必要的行动实现职业生涯目标的过程。职业生涯的发展是一个持续不断的探索过程，在这一过程中，每个人根据自己的天资、能力、动机、需要、态度和价值观等慢慢地形成较明确的与职业有关的自我概念，最终在职业生涯中找到自己认为较为理想的职业。职业生涯规划对指导学生求职及未来职业发展也具有十分重要的意义，是取得未来职业生涯成功必备的知识和技能。

职业生涯规划是个人职业发展道路的设想与规划，明确职业意向，才能帮助大学生把握人生价值，实现自我价值与社会价值的统一。因此大学期间的自我调整与规划，要以未来的职业发展方向作为依据，在深刻掌握专业基础理论知识和前沿信息的前提下，增强大学生适应经济社会发展的能力。通过培养大学生职业生涯规划意识，促进大学生对高校职业生涯规划教育主动接受与积极求助的意识，激发学生对职业指导学习兴趣，营造比拼赶超的学习氛围，让学生在大学阶段把握自我、内外兼修、提高综合素质，拥有更多的职场实践机会，从而实现自己的职业理想，为社会、为自己创造最大的人生价值。

此外，在"互联网＋"的时代背景下，在大众创业、万众创新的环境下，当代大学生还需要适应我国产业结构转型升级和社会的快速发展。进行合理有效的大学生职业生涯规划，有利于帮助大学生夯实专业知识、提高专业技能，也有助于建设社会高素质人才队伍。

2　为什么要进行职业生涯规划

进行职业生涯规划，让大学生一入校就能在学校的组织和导师的指导下积极主动地进行职业目标的确立，通过自己的学习和能力的培养，找到较为理想的职业。这是当前环境下大学生进行职业生涯规划的最终目的。

（1）增强大学生的主体意识，激发个人学习动力。

进行职业生涯规划，有利于增强大学生的主体意识。由于受小学和中学的应试教育的影响，有相当一部分的大学生主体意识欠缺，学习没有充分考虑到自己今后职业生涯发展的需要。开展职业生涯规划教育，使大学生全面剖析自我、认知自我、认知社会、认知职业，制定与自己相适应的职业生涯目标，从而使学生自觉地进行自我设计、自我规划、自我教育、自我管理等。

个人在选择人生努力方向时，只有确定目标，然后根据个人的特点设计适合自己的发展道路，坚持不懈地走下去，才会获得成功。但部分大学新生入学后不能明确自己的学习目标，学习动机模糊，这在不同程度上导致学业不良，影响自身未来的发展成才。大学生接受高等教育实质上是接受职业教育、学会求职谋生本领的过程，只有明确大学生活的目标和个人努力的方向，规划好自己的职业生涯，才能为大学的学习注入动力。

（2）增强自身职业素养，缩短求职时间，降低就业成本。

每个学子都渴望成才，但由于缺乏职业生涯规划的教育，甚至有的即将毕业的大学生仍不知出校后何去何从;有的大学生虽然有目标,但不知如何做好职业的准备。职业生涯规划帮助大学生系统地进行职业生涯目标的确立和实施,指导他们从自身的条件到社会的条件进行综合的考虑,引导他们正确的选择职业目标,设计既符合个人实际又适合社会发展趋势的合理的职业生涯规划。

大学生进行职业生涯规划,是他们迈向成功的第一步。具有足够的信心和良好的自我决策能力,对大学生的求职择业十分重要。而自我决策能力的提高,离不开个人职业生涯规划。职业生涯规划好了,大学生活才能目标明确、充满活力,才能不断增强自身的职业素养,提高求职的成功率,缩短求职时间,降低就业成本。

(3)降低就业失败风险,提高就业满意度。

进行职业生涯规划可以让大学生认识自己,了解自己的兴趣,判断自己的能力,分析自己的优势、劣势,认识外部环境,了解相关职业的状况,分析和评估外部环境因素对自己职业生涯发展的影响,了解行业的现状和发展趋势,为自己的职业选择做好各种准备。通过做好职业生涯规划并全力经营,可以降低初次就业失败的风险,且容易使自己的才能和潜力得到充分发挥,在职场上游刃有余,从而提高就业的满意度。

大学生进行职业生涯规划,有利于职业技能的实践、培养和综合素质的提升。进行职业生涯的规划和设计,因目的明确、步骤清晰,使大学生的职业心理走向成熟,职业准备比较充分,就业心态比较实际,能有效促进学生就业质量的提高。

(4)借助互联网平台,丰富职业发展路径,提高未来生活品质。

大众创业、万众创新是我国产业结构转型升级、社会快速发展的重要保证,也是推动教育教学体系的关键。目前,通过开展大学生创新创业教育,包括创业意识的培养、创业心理障碍的排除等,以提高学生自我就业能力为目的,尤其注重培养学生创新的精神,抛弃依赖思想,使更多的谋职者变成职业岗位的创造者,丰富职业发展路径。同时,成功的职业生涯规划,贯穿整个职业学习的全过程,对每个人未来生活品质的提高有着重要影响。

在传统就业体系中,职业发展的途径较为普通和有限,这与思想活跃、个性张扬、勇于表达的当代大学生的追求有着一定距离。而"互联网+"的出现,为解决这一矛盾提供了新的契机,互联网+资本力量+个人潜能+制造基地+⋯⋯可能会产生神奇的效应。需求关系的重构、大量新需求的产生、新兴行业的成倍递增,带来无数具有吸引力和划时代的朝阳产业,为学生提供许多新颖而具挑战性的就业岗位,促进职业生涯教育终极目标的实现。

单凭学生自身力量开展创业实践活动,所面临的财力、物力及人力资源压力过大,当学生创业失败之后,便会承受更大的压力,甚至会一蹶不振。通过网上模拟与在线互动系统的开发,能够使学生在虚拟的环境下完成创业实践,并对创业做到充分的了解。在虚拟的实践中,为学生创造数字化、个性化的学习环境,能够让学生做到终身学习、协作学习,进而使学生学习效果得到不断提升。

3 职业生涯规划的特点

良好的职业生涯规划,应该具备可行性、适时性、适应性和持续性。职业生涯规划的指导工作也应遵循这四个特性来开展。

(1)可行性。

职业生涯规划要有事实依据,并非美好的幻想或不着边际的梦想,否则将会延误就业良机。可以通过开展形式多样的活动和工作如演讲比赛、新老生学习经验交流会、主题班团会、辩论赛等,发动和组织广大新生探讨如何确立大学目标、如何成才等问题,引导新生通过这几个层次的自我剖析之后,对自己形成一个客观、全面的认识和定位,做好自我职业生涯规划。

(2)适时性。

规划是预测未来的行动,确定将来的目标。凡事预则立,不预则废,因此各项主要活动何时实施、何时完成,都必须有时间和时序上的妥善安排,以作为检查行动的依据。学校和指导教师也可以依据学生不同的学习阶段进行相对应的职业生涯规划的指导,如在一、二年级引导学生树立终身学习的观念,在离开正规学校系统教育后,能通过各种途径去继续接受教育;在三、四年级时进行职业心理咨询,让学生了解自身的特点,扬长避短,找到适合自己的工作岗位。

(3)适应性和持续性。

规划未来的职业生涯目标,牵涉到多种可变因素,因此规划应有弹性,以增加其适应性。根据当前就业形势和国家就业政策,以事实教育为主,多方面收集有关信息和资料,使学生认识到在社会主义市场经济体制下,劳动力主要是通过市场进行调节和配置的。一个人在同一个单位的某种岗位上干一辈子的可能性将越来越小,每个人都应做好在自己的一生中转换几次职业的准备。因此,可通过多种方式进行转变就业观念的教育,提倡先就业后择业再创业的就业模式,树立终身学习和继续教育的观念,为将来职业转换做好充分的准备。

4　如何制定职业生涯规划

完整的职业规划应包括自我评估、职业选择、环境评估、制定职业生涯策略以及反馈和再评估五个步骤。在大一新生入学时即开展相关教育,指导他们自主制定大学期间每个阶段的规划,并最终转换为毕业生的就业优势。

(1)认知自我,剖析定位。

首先是正确的自我评估。这是大学生对自身和职业生涯相关联的各种因素的分析和评价,主要包括个人的兴趣、个性、能力、特长、学识等评估。正确的自我评估是大学生探索其职业倾向的基础,它关系到大学生能否培养健康的自我意识,是否树立稳定的自信心。这一阶段大多数大学生处于重新构建自我意识的困惑期,特别是对自我的评价出现重大波动,自我评价的标准陷入混乱。重新进行正确的自我评价,要求大学生摆脱过去的评估定势,从职业生涯规划的角度出发,挖掘自身与某一职业类型或某些职业领域具有内在联系的资源与优势,沿着生涯规划的思路,不断探索自我、塑造自我。

正确认知自我,每个人要对自己进行全面的剖析,深入客观地分析和了解自己;弄清自己为人处世所遵循的价值观念,明确自己为人处世的基本原则和追求的价值目标;熟悉自己掌握的知识与技能;剖析自己的价格特征、兴趣、性格等多方面的个人情况,以便了解自己的优势和不足,通过这几个层次的自我剖析之后,对自己形成一个客观、全面的认识和定位。

(2)认知职业,选择职业。

职业目标的确定过程引导学生从个人生存发展的需要去考虑未来所从事的职业。学生在进入大学前就选择了自己学习的专业,有的学生在报考专业志向时存在着依赖倾向,他们选择专业方向更容易听从父母、教师等其他人的意见,甚至片面地追求所谓热门、高薪的专业,而不是根据自己的职业个性、自己的喜好和能力来选择学习方向。因此进入大学后,学生应了解本专业不同就业方向的社会需求情况、发展目标、培养目标、人才素质要求等,结合自身素质条件,初步筛选出符合自身发展的职业目标,并针对职业方向做出相应调整,其中包括增强个人对所选专业的学习动力、制定适合自己理想的学习计划、调整与兴趣不符的专业方向等。因此在大学一年级就应根据个人自身条件及所学专业知识,较为准确地分析社会对人才的需求情况、树立实际和积极的职业理想,慎重确立好自己初步的职业目标。

(3)认知社会,环境评估。

任何规划的制定都不能脱离现实而存在。从职业目标确定之日起,应结合自身条件,对自身以外的环境以及各种类型的职业进行分析和评价。大学生应当在关注社会、政治、经济等大环境变化发展趋势的基础上,充分了解自身所处的校园生活环境的基本情况,分析自己与环境的关系,自己在环境中的地位以及环境给自己带来的优势和劣势。只有这样,才能在职业生涯规划中做到避害趋利,提高生涯规划的实际意义。

除了要掌握基础知识和专业知识外,还要拓宽专业知识面,掌握或了解与本专业相关、相近的若干专业知识和技术,使职业生涯规划日趋完善。由于大学生迈向社会就业后,主要是运用所学的专业知识来实现职业目标,所以在制定职业生涯规划时,应积极把握社会人才需求动向,把社会需要作为出发点和归宿,以社会对人的要求为准绳,既要看到眼前的利益,又要考虑长远的发展,既要考虑个人的因素,也要自觉服从社会需要。

（4）制定策略。

根据自己的职业目标,采取分步骤完成法来实现发展规划,将职业目标分解成一个个具体目标,使自己在每一学年、每一学期,甚至每个月、每个星期都有自己的小目标,然后根据具体的小目标,采取相应的具体措施,步步落实,逐一实现,最终完成职业目标。在完成专业及选修科目学习的同时,积极参加有益的职业训练,包括职业技能的培训、对自我职业的适应性考核、职业意向的科学测定等。目前,高校组织大学生参与的暑期"三下乡"活动、大学生校园创业活动、大学生毕业实习以及鼓励有条件的学生利用假期到父母或亲戚朋友单位实习等都是很好的职业训练形式。大学生应通过参加有益的职业训练,努力提高自己的综合能力。因此,大学生在进行职业生涯规划时,应注意培养从事本行业岗位的基本能力和专业能力,重点培养满足社会需要的决策能力、创造能力、社交能力、实际操作能力、组织管理能力和自我发展的终身学习能力、心理调适能力、随机应变能力等,这些综合能力的培养与专业知识的积累同样重要。

（5）生涯评估。

生涯评估即反馈与修订,由于学生在实施职业生涯规划过程中对职业目标认识的进一步加深和自身素质的发展变化,以及社会就业市场的变化,应及时调整奋斗目标及措施,靠着科学的选择和不懈的努力找到适合自己发展的职业。因此,大学生要注意职业需求变化对职业生涯规划的影响,规划要有弹性,要密切关注职业的发展变化,学会收集、分析社会需求信息,随时调整职业生涯规划。职业生涯规划应具有适时性和适应性。因此,职业生涯规划不是一经设计就一成不变的,它应随着社会需求的发展变化而变化。"互联网＋"的提出,给大学职业规划教育带来机遇的同时,也带来更多的挑战。

人的一生需要从准确定位自己、确定职业目标、设计职业生涯规划开始,到实践职业生涯规划、接受反馈、进行自我的再定位,进而修正、调整自己的职业生涯规划,然后再实践、再反馈、再调整,在这种循环往复中实现人生职业目标,从而达到事业顶峰。而每一次职业生涯规划的设计和调整,都需要从自我认知和准备定位开始,设计科学可行的职业生涯规划,做到自己的职业规划与发展变化的环境相适应,从而实现人生事业的发展。

总而言之,职业生涯重在规划,当代大学生要能够积极主动地为自己做出职业生涯规划和设计,并付诸行动,经常性地对自己的目标和计划进行检查修正,最后坚持到底,早日获得职业生涯的成功。

案 例

本人就读于药学专业,专科学历,选择职业重在尽快赚钱,帮助家里减轻负担。

一、自我认知

（1）生理认知:男生,身高 170 cm,体重 62 kg,身体健康,热爱运动。

（2）心理认知:性格偏外向,喜欢与人沟通,擅长开导同学,室友有问题喜欢找我,比较好胜。

（3）家庭认知:农村,父亲身体不太好,母亲为服装厂工人,有一妹妹在读高中,另有爷爷奶奶一起生活,家庭经济压力较大。

（4）优势认知:沟通表达能力较强,阳光,能吃苦,勤奋,渴望成功。

（5）道德认知:不爱占小便宜,坚持君子爱财取之有道。

二、环境认知

（一）家庭环境

家庭经济压力较大,但家人都很积极努力。同龄人大多早早在工厂就业挣钱,有时会给我带来压力。

（二）学校与专业环境

学校为综合性大学，设施完善，沟通交流机会较多。药学专业就业压力不大，选择机会较多，师兄、师姐的就业方向为连锁药店销售、药厂技术员、医院药房药师、医药销售以及在医药服务领域任职等。

（三）职业环境

连锁药店销售：工作环境较好，类似于专业导购，5年后可以考执业药师，有机会成为店长，时间为6～10年，待遇为底薪加提成，店长正常年薪在10万～25万。优秀者须具备良好的用药专业知识和较强的沟通能力。

药厂技术员：工作环境在室内，主要从事生产技术操作工作，将来走工程师路线，有机会成为车间技术管理，时间在7～10年，但如果要成为管理，必须再提升学历至本科以上。待遇较为固定，车间主任年薪一般在8万～25万。如果从事化工、原料药等相关工作则待遇会稍高些。优秀者须具备守责能力和管理能力，有良好的效能意识和质量意识，具有优秀的规范化思维、良好的基层经历以及良好的行业学习能力。

医院药房药师：工作环境较好，将来走执业药师路线，有机会成为药剂科主任，时间为10～20年，但学历要提升。工资在10万～20万。优秀者须具备执业药师职业资格证书，扎实的用药专业知识以及较高的情商。

医药销售：工作环境较复杂，办公室、医院、药店等均可能，工作相对较有挑战，需要较强的抗压能力，有机会成为销售管理，时间为6～10年，但要有较强的沟通能力和业绩，待遇为底薪加提成，提成上不封顶，业内年薪正常为15万～50万。优秀者须具备团队管理能力，良好的业绩以及流利的英语口语能力。

三、目标确定

根据自身情况特点与环境，我坚定朝医药销售方向发展，前期想进入外资企业，做到大区经理后再转内资企业，希望通过努力，成为一名优秀的医药销售管理者，为医药行业做出积极贡献。

职业发展路径如下：

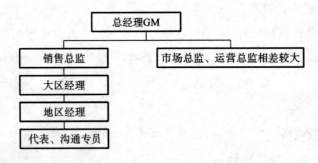

四、制订规划

我不想迷茫，拒绝平凡，希望通过规划指导发展，通过自己的努力拼搏，成为医药行业的优秀者，成为健康服务者。

（一）低年级阶段

（1）基础知识：学好基础知识，各科成绩排在年级前10名。

（2）课外知识：每学期读历史书籍5本。

（3）素质能力：参加学校社团、辩论赛等团体活动，积极组织策划，提升自己的沟通能力、策划能力以及团结协作能力。

（4）社会实践：到医药相关销售或服务公司实习一次。

（二）高年级阶段

（1）专业知识：学好专业知识，写好毕业论文。

（2）课外知识：学习最近 2 年医药销售政策法规，进行时间管理、财务管理、团队管理等学习。

（3）素质能力：培养自己积极主动的能力，参加 2 场以上的模拟招聘会，通过实战了解企业需求，检验自己的能力。

（4）社会实践：逐步尝试认识并拓展销售人脉，主要办法是认识师兄、师姐，其次是去医药猎头公司实习拓展人脉。

上述即为我在校期间的职业生涯规划，计划的关键是落实，我将进一步细化，过好每一天，相信通过自己的努力会让未来的自己满意。

思 考 题

（1）当代大学生的生理和心理特点有哪些？

（2）谈谈大学生如何树立正确的学业观。

（3）完成一份大学生学业规划书。

（4）完成一份大学生职业生涯规划书。

Note

参考文献

CANKAOWENXIAN

[1]　陈子林.药学导论[M].北京:科学出版社,2017.

[2]　毕开顺.药学导论[M].4版.北京:人民卫生出版社,2016.

[3]　黄欣碧,药学导论[M].苏州:苏州大学出版社,2019.

[4]　丁选胜.药学服务概论[M].北京:人民卫生出版社,2016.

[5]　吴立军.天然药物化学[M].6版.北京:人民卫生出版社,2011.

[6]　张彦文.药物化学[M].北京:高等教育出版社,2006.

[7]　张骏,方应权.药物分析[M].3版.北京:高等教育出版社,2017.

[8]　韦超,侯飞燕.药剂学[M].2版.郑州:河南科学技术出版社,2012.

[9]　刘斌,吴剑峰,明廷波.天然药物化学[M].2版.北京:高等教育出版社,2012.

[10]　刘斌,张彦文,陈小林.药物化学[M].2版.北京:高等教育出版社,2012.

[11]　严琳,毛春芳,周争道.药事管理与法规[M].上海:同济大学出版社,2017.

[12]　高春艳,杜景霞,曹华.药理学[M].武汉:华中科技大学出版社,2019.

[13]　杨凤琼,徐芳辉,江荣高.药物制剂[M].武汉:华中科技大学出版社,2016.

[14]　梁颖.药物检验技术[M].北京:化学工业出版社,2018.

[15]　国家药品监督管理局执业药师资格认证中心.2020国家执业药师职业资格考试指南:药学专业知识(一)[M].8版.北京:中国健康传媒集团·中国医药科技出版社,2020.

[16]　国家药品监督管理局执业药师资格认证中心.2020国家执业药师职业资格考试指南:药学综合知识与技能[M].8版.北京:中国健康传媒集团·中国医药科技出版社,2020.

[17]　国家药品监督管理局执业药师资格认证中心.2020国家执业药师职业资格考试指南:药学专业知识(二)[M].8版.北京:中国健康传媒集团·中国医药科技出版社,2020.

[18]　国家药品监督管理局执业药师资格认证中心.2020国家执业药师职业资格考试指南:药事管理与法规[M].8版.北京:中国健康传媒集团·中国医药科技出版社,2020.